echt EMF

Metin Dogru
mit Heike Haupt

Pflegers Struggle

Erschöpfung,
Burn-out, Depression:

Was uns Pflegekräfte krank macht

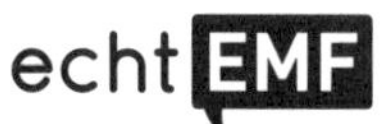

IMPRESSUM

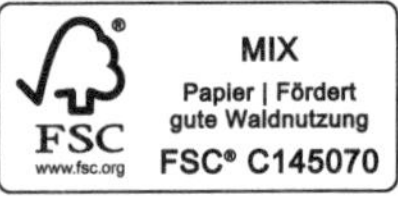

echtEMF ist eine Marke der Edition Michael Fischer

1. Auflage

Originalausgabe

Covergestaltung: Meritt Hettwer, unter Verwendung eines Motivs von von Mirko Plengemeyer

Redaktion: Beate De Salve

Bildnachweis: © sfam_photo über shutterstock.com

Layout und Satz: Meritt Hettwer

Gedruckt bei GGP Media GmbH, Karl-Marx-Str. 24, 07381 Pößneck

Printed in Germany

ISBN 978-3-7459-2392-6

www.emf-verlag.de

Lieber Daniel,

ich widme dir mein Buch, weil du mein bester Freund warst und es immer bleiben wirst. Du warst ein ganz besonderer Mensch in meinem Leben, ich danke dir, dass du immer für mich da gewesen bist und mein Leben so wunderschön gemacht hast.
Mit deiner Organspende hast du anderen Menschen das Leben gerettet, wie du es immer getan hast. Ich hoffe, es werden sich viele ein Beispiel an dir nehmen, ich werde es auf jeden Fall tun. Du bist mein Held.
Ich hab dich sehr lieb, wir sehen uns wieder.

Dein Metin

R.I.P.
Daniel Totic
**14.01.1998*
† 11.05.2024

INHALT

PROLOG

Der 9. September 2021 war für die meisten Menschen ein ganz normaler Tag, an den sie sich heute vermutlich kaum noch erinnern. Die Medien etwa wussten so wenig zu berichten, dass sogar ein Pfau zu Schlagzeilen-Ehren kam: Der Vogel brach sich ein Bein, nachdem der Überschall-Knall eines Eurofighters ihn in Panik versetzt hatte. Der Besitzer des Pfaus hat daraufhin eintausendfünfhundert Euro Schadensersatz für das „wertvolle Tier"[1] gefordert. Wie gesagt: Es war einfach ein ganz normaler Tag. Für mich dagegen ist es ein Datum, das ich vermutlich nie vergessen werde, weil dieser 9. September vieles verändern sollte – und weil es letztlich der Tag war, der den Ausschlag zu diesem Buch gab. Denn damals habe ich zum ersten Mal öffentlich über meine Erkrankung gesprochen, habe mich sozusagen geoutet – und die Reaktionen waren überwältigend.

Wer mich kennt, weiß, dass ich regelmäßig Videos auf TikTok hochlade und dass ich auch auf Instagram aktiv bin. Das Video vom 9. September begann damit, dass ich darüber gesprochen habe, bereits seit mehreren Jahren an Depressionen zu leiden. Dass ich inzwischen bereits mehrere Therapien absolviert und diverse Medikamente genommen hatte. Entstanden ist das Video während eines Urlaubs, den ich gemacht habe, weil ich einfach einmal Zeit für mich brauchte. Auch darüber habe ich gesprochen. Ich musste damals einfach raus aus dem Trubel und brauchte Zeit, um mir über einige Dinge Gedanken zu machen. Dabei bin ich zu dem Schluss gekommen, dass ich nicht mehr so tun wollte, als sei immer alles in Ordnung, als gebe es keine Probleme. Ich wollte endlich einmal offen darüber sprechen, was los ist, wie es mir wirklich geht.

Mir war bewusst, dass meine Reichweite in den sozialen Medien inzwischen groß genug war, um auch anderen Menschen helfen zu können – und genau das wollte ich. Ich wollte zeigen, dass Depressionen jeden treffen können. Egal, wie ein Mensch auf den ersten oder zweiten Blick wirkt – niemand weiß, was in dieser Person wirklich vor sich geht, wie sie sich tatsächlich fühlt. Weil wir eben nie wissen, was andere in ihrem Leben bereits alles durchgemacht haben, welche Voraussetzungen sie mitbringt.

Also habe ich es so klar ausgedrückt, wie es ging. Ich habe gesagt: „Hey, ich habe Depressionen. Das ist eine Krankheit, und man kann etwas dagegen tun. Man kann es nicht nur, man muss sogar etwas dagegen tun, weil es sonst immer schlimmer wird."

Ich war damals – und auch das habe ich in dem Video gesagt – doch etwas stolz auf mich, weil ich das ausgesprochen und mich getraut hatte, über dieses Thema zu sprechen. Es war genau dieser Schritt, den ich auch gebraucht hatte, um vor mir selbst das Tabu rund um meine Erkrankung zu brechen, um mir zu beweisen: Ja, man kann, man soll, man muss darüber reden.

Ich weiß heute nicht mehr wirklich, mit welchen Reaktionen ich gerechnet hatte. Vielleicht habe ich einfach nicht so sehr darüber nachgedacht, aber ganz sicher habe ich nicht mit dem gerechnet, was dann passierte. Mich erreichte eine überwältigende Welle der Solidarität, und die Menschen erzählten mir ihre Geschichten. Einige Stimmen möchte ich hier wiedergeben, natürlich anonymisiert:

„Ich habe meinen besten Freund vergangenes Jahr verloren. Er hatte Depressionen, und er hat sich schließlich das Leben genommen. Ich finde es großartig, dass du Menschen dazu motivierst, sich Hilfe zu holen."

„Da ich selbst Depressionen habe, weiß ich, wie schwer es ist, darüber mit anderen zu sprechen. Du verdienst größten Respekt, dass du deine Erfahrungen mit der Community teilst."

„Depressionen sind leider immer noch ein Tabuthema, dabei ist es so wichtig, darüber zu sprechen."

„Viele Menschen mit Depressionen sind wahre Meister im Verbergen ihrer Gefühle. Es steckt so tief in uns Menschen, dass wir sagen, es gehe uns gut, obwohl die Wahrheit doch völlig anders aussieht."

„Gerade heute sind Depressionen so präsent bei den Menschen. Oft hilft es schon, wenn man weiß, dass man damit nicht allein ist. Depressionen sind eine Volkskrankheit, aber eine Fraktur ist eben einfacher zu diagnostizieren als eine Depression."

Diese Kommentare sind nur ein winziger Ausschnitt der Reaktionen auf mein Video. Vor allem war das Video – und damit das Thema Depressionen – nur der Anfang. Denn sehr schnell wurde klar, was für einen riesigen Umfang das Thema der psychischen Belastung und schließlich auch der psychischen Erkrankungen in der Pflege hat. Und das nicht erst seit gestern: Schon im Jahr 2018 – also bereits vor Corona – wurden Pflegekräfte durchschnittlich 4,63 Tage im Jahr wegen psychischer Beschwerden krankgeschrieben – der Wert lag damit nicht weniger als siebenundachtzig Prozent über dem Durchschnitt anderer Berufe.[2] Als Auslöser gelten die hohe Arbeitsbelastung, Zeitdruck, körperliche Anstrengung und auch Leistungsdruck. Außerdem heißt es, dass zwischen 2004 und 2018 die Arbeitsausfälle aufgrund von psychischer Belastung um sechzig Prozent gestiegen sind, was sich infolge der Coronakrise dann noch weiter verschärfte. 2023 waren Pflegekräfte schon mehr als acht Tage im Jahr wegen psychischer Erkrankungen krankgeschrieben – im Durchschnitt, Tendenz steigend. Die häufigsten psychischen Erkrankungen bei Pflegekräften sind demnach: Burn-out, Angst- und Panikstörungen sowie eben die schon erwähnten Depressionen.

Und genau darum geht es in diesem Buch. Was läuft schief in deutschen Krankenhäusern, dass die Pflegekräfte so häufig an psychischen Erkrankungen leiden? Welche systemischen Mängel gibt es, und was können wir dagegen tun? Was muss sich im System ändern? Wo muss sich unser Bewusstsein ändern, und gibt es etwas, was wir Pflegekräfte selbst tun können?

Ich habe mit sehr vielen Pflegerinnen und Pflegern gesprochen. Diese Erfahrungsberichte der Pflegekräfte machen einen wichtigen Teil dieses Buches aus. Weil sie immer interessant, oft erstaunlich und häufig erschreckend waren. Und weil die schiere Zahl an Geschichten unmissverständlich klarmacht: Wir müssen etwas tun! Emma, Kim, Jana, Marie, Ute – sie alle stehen stellvertretend für die vielen Pflegekräfte, die täglich ihr Bestes geben, um für ihre Patienten zu sorgen. Und die unser aller Aufmerksamkeit brauchen und verdient haben, damit sie auch gesund bleiben können in diesem System.

Von dem, was Pflegekräfte in ihrem Alltag erleben und erleiden müssen, haben die meisten Menschen vermutlich keinerlei Vorstellung. Denn wer von „euch da draußen" hat schon einmal daran gedacht, dass hoffnungslos überlastete Pflegekräfte irgendwann zu harten Drogen greifen und schließlich in der Psychiatrie landen? Dass eine Pflegeschülerin, also eine junge Person in der Ausbildung, in der Nachtschicht völlig allein einem Patienten gegenübersteht, der mit dem Messer auf sie losgehen will? Oder dass wir es in unserem ach-so-sozialen Umfeld immer mal wieder auch mit völlig asozialen Vorgesetzten oder Kollegen zu tun haben, die uns das Leben zur sprichwörtlichen Hölle machen? Ganz zu schweigen von manchen Patienten, die weibliche – aber auch männliche – Pflegekräfte als Freiwild betrachten, das man jederzeit betatschen kann, wie es einem beliebt?

Es wird Zeit, dass wir offen darüber sprechen, was schiefläuft und was wir besser machen müssen – als Institutionen, als Gesellschaft und als Gemeinschaft der Pflegenden. Damit ist es mir sehr ernst. Dennoch müsst ihr keine Angst haben, dass dieses Buch ein einziger Aufschrei sein wird. Ihr kennt mich ja und wisst: Unterm Strich liebe ich meinen Beruf, und ich finde in allen verrückten Situationen auch immer etwas zu lachen. Ihr seid herzlich eingeladen, das auch zu tun.

TEIL 1:

Es besser machen

ENTSCHEIDUNG FÜR DIE PFLEGE UND MENTAL HEALTH

Warum sich Menschen heute für einen Pflegeberuf entscheiden, ist gerade in Zusammenhang mit dem Thema Mental Health eine gute, eine wichtige, eine interessante Frage. Ich persönlich habe das Gefühl, dass viele der Menschen, die in der Pflege arbeiten, früher selbst Probleme in ihrem Leben hatten. Pflegende haben häufig bereits vor dem Berufsleben Mobbing-Erfahrungen gemacht, hatten oftmals eine schwierige Kindheit. Viele meiner Kolleginnen und Kollegen waren als Kinder oder Jugendliche psychisch instabil und haben sich von der Gesellschaft nicht wirklich aufgenommen gefühlt.

Das gilt auch für mich.

Als Jugendlicher fand ich nicht wirklich Anschluss, weder in meiner Klasse noch unter anderen Gleichaltrigen. Ich war immer schon etwas anders als die anderen, hatte andere Interessen. Zum Beispiel habe ich mich nie für Jungs-Themen wie Fußball oder Autos interessiert, sondern eher für Mädchen-Themen wie Pferde, Schminke oder Mode. Ich trug Pferde-Shirts, habe Reiten gelernt und mit Barbies gespielt. Deshalb war ich schon immer vor allem mit Mädchen befreundet. Mit ihnen konnte ich über Dinge reden, die mich interessierten.

Jungs dagegen konnten mit Pferden und Barbies nichts anfangen – und deshalb auch mit mir nicht.

Als ich etwa vierzehn Jahre alt war, bin ich dann in die Emo-Szene geraten. Diese Szene wird immer wieder mit Weltschmerz als Grundhaltung in Verbindung gebracht; mir allerdings hat vor allem die Mode gefallen: Schwarze Kleidung, schwarze Haare, Nietengürtel, das mochte ich. Ich habe meine Haare wachsen lassen, eine Strähne blau gefärbt und mich schwarz angezogen.

Über die Emo-Szene habe ich dann auch eine Clique gefunden, was jedoch nichts an meiner grundsätzlichen Einsamkeit änderte. Denn in meinem Heimatort gab es keine Emos, dort war ich immer der einzige. Wenn ich mich mit anderen Emos treffen wollte, musste ich dafür in die nächstgelegene Großstadt fahren. An den Wochenenden haben wir uns in Stuttgart getroffen, uns gegenseitig fotografiert und die Bilder online gestellt. Zurück in meinem Heimatort war ich aber wieder einsam. Ich hatte zwar ein oder zwei Freundinnen, die mich akzeptierten, wie ich war, doch die meisten meiner Mitschüler konnten nichts mit mir anfangen. Vor allem von den Jungs wurde ich gemobbt und ausgegrenzt. Da ich meist bei den Mädchen war, haben sie wohl gedacht, ich wolle lieber ein Mädchen sein. Doch ich war ein Junge und wollte auch einer sein. Nur war ich eben ein Junge, der anders war als die anderen.

In der achten Klasse kamen eines Tages dann doch einige Jungs auf mich zu. Sie sagten, dass sie sich nach der Schule treffen wollten, und fragten mich, ob ich mitkommen wolle. Ich war überrascht, habe mich aber auch darüber gefreut, dass die Jungs nun tatsächlich etwas gemeinsam mit mir unternehmen wollten.

Nach der Schule bin ich mit dem Fahrrad zu dem Treffpunkt gefahren: eine Wohnung im zweiten Stock eines Mehrfamilienhauses. Als ich dort angekommen bin, saß dort bereits eine Gruppe von Jungs. Einige der Jugendlichen waren in meinem Alter, andere aber schon deutlich älter; viele hatten offensichtlich bereits Alkohol getrunken. Irgendwann wurden dann blöde Sprüche über mich gemacht – angeblich alles nur Spaß. Als dann nach einer Weile noch Rempeleien und Geschubse dazukamen, habe ich mich zunehmend unwohl gefühlt und wollte nach Hause gehen, doch die Jungs hatten andere Pläne. Ich solle bleiben, haben sie gesagt, man wolle noch weiter zusammen chillen.

Leider sagten sie das nicht nur mit Worten, sondern sie hielten mich auch fest. Ich bekam Angst und versuchte mich loszureißen, wurde jedoch weiter festgehalten.

Schließlich kam einer der Jungs mit einer elektrischen Fliegenklatsche auf mich zu und steckte meine Finger in diese Falle. Das Gerät ähnelte einem kleinen Tennisschläger, dessen Saiten auf Knopfdruck unter Strom gesetzt werden können, um Insekten zu töten. Diese Stromstöße sind für Menschen nicht gefährlich, aber schmerzhaft.

Irgendwann konnte ich mich losreißen und bin schreiend durch das Treppenhaus nach unten geflüchtet. Doch die Jungs hatten noch nicht genug. Sie verfolgten mich, holten mich unten vor der Tür ein und hielten mich wieder fest. Dann nahmen sie mir das Handy ab und warfen es so fest gegen die Wand, dass es kaputtging. Natürlich entschuldigte sich niemand bei mir. Stattdessen wurde ich gewarnt: „Wenn du jemandem davon erzählst, bringen wir deine Eltern um." Ich zweifelte nicht eine Sekunde daran, dass die Drohung ernst gemeint war, entsprechend hatte ich riesige Angst, mit anderen über den Vorfall zu sprechen.

Zum Glück ist es nicht zu weiteren Vorfällen dieser Art gekommen: Ich ging weiter in dieselbe Schule und bin dort weiter denselben Jugendlichen begegnet, doch von jenem Tag an haben sie mich wieder ignoriert.

Leider bedeutete das nicht, dass nun alles in Ordnung war.

Schon damals war ich auf Facebook aktiv, und auch meine Mitschüler hatten Social Media für sich entdeckt. Also veröffentlichten sie auf YouTube einen Diss-Track mit dem Titel „Metin Myterious Diss". Darin fanden sich Zeilen wie „Was bringen dir 30.000 Likes, wenn du keine Freunde hast?" oder „Du wurdest in Hinterhöfe gezerrt und geschlagen". Das Ganze mündete schließlich in den Lines „Du Scheiß-Emo, so was wie dich braucht keiner hier im Dorf" und „Verpiss dich nach Stuttgart oder New York, wenn es dir dort besser geht, du scheiß Gay-Lord". Dieses Video beziehungsweise dieser Diss-Track findet sich bis heute auf YouTube inklusive des Untertitels „Metin, wir LIEBEN deine Mama, das ist für dich, du kleiner Kasper!!".

Dass meine Schulzeit alles andere als schön war, lag jedoch nicht allein an den Mitschülern. Auch einige Lehrer wussten wenig mit mir anzufangen. Als Kind war ich sehr lebendig, wollte immer nur raus, mochte mich nicht hinsetzen und lernen. Schnell kam die Vermutung auf, ich hätte ADHS. Also ist meine Mutter mit mir zum Arzt gegangen, und ich bekam Medikamente, die mir helfen sollten, mich in der Schule besser zu konzentrieren. Leider haben mir diese Medikamente komplett die Energie geraubt. Außerdem war mir ständig so schlecht, dass ich kaum etwas essen konnte, was zur Folge hatte, dass ich stark abnahm und als Kind viel zu dünn war. Meine Mutter hat sich das eine Weile angeguckt, dann hat sie die Tabletten selbst eingenommen, weil sie wissen wollte, was es damit auf sich hat. Was soll ich sagen? Ihr wurde davon derart übel, dass sie gemeint hat, ich solle die Medizin nie wieder nehmen.

Die Lehrer ließen mich trotzdem nicht in Ruhe. Besonders im Gedächtnis geblieben ist mir eine Lehrerin, die sich über alles beschwert hat, was ich machte – sogar darüber, dass ich meinen Füller angeblich falsch hielt! Damals habe ich mit einem teuren Lamy-Füller geschrieben, und meine Mutter hatte mir eingetrichtert, ich solle die Füller-Kappe oben auf den Füller stecken, damit sie bloß nicht verloren geht. Die Lehrerin jedoch wollte mich davon abhalten, weil sie meinte, der Füller sei dann zu schwer und ich könne nicht schön schreiben. Ich aber wollte auf meine Mutter hören. Folge: Ich musste den Klassenraum verlassen, und die Lehrerin rief meine Eltern an.

Meine Eltern haben sich zu jener Zeit zwar immer wieder für mich eingesetzt, aber eine Lehrerin war eine Respektperson, und wenn die sich beschwerte, dann musste ja etwas an der Sache dran sein. Nach einer Weile merkten aber auch meine Mutter und mein Vater, dass etwas nicht in Ordnung sein konnte, wenn sie wegen jeder Kleinigkeit vorgeladen wurden.

Leider hatte ich nicht nur Probleme mit meinen Mitschülern und meinen Lehrern, sondern auch mit meinem Gewicht. Natürlich lag das unter anderem an der seelischen Belastung durch das ununterbrochene Mobbing, heute weiß ich das. Da ich keine Freunde hatte, war ich meist allein zu Hause, habe mir Videos angeschaut und gegessen. Das hat sich auf der Waage bemerkbar gemacht. Wenn ich dann gehänselt wurde, nahm ich wieder ab, später auch wegen der Tabletten. Auch heute noch geht es mit meinem Gewicht immer wieder auf und ab, es hat jedoch nie mehr solche extremen Formen angenommen wie während der Schulzeit.

Obwohl ich hier immer wieder meine Einsamkeit thematisiere, möchte ich auch erwähnen, dass ich nicht vollkommen allein war. Es gab, wie gesagt, immer ein oder zwei Freundinnen, die hinter mir standen und mir geholfen haben, wenn ich gemobbt wurde.

Vor allem aber habe ich mit zehn Jahren meine beste Freundin Miriam kennengelernt, mit der ich bis heute Kontakt habe.

Miriam war die große Schwester einer Klassenkameradin, mit der ich mich gar nicht verstanden habe. Eines Tages luden meine Eltern diese Familie zu uns zum Essen ein, und Miriam und ich haben uns sofort sehr gut verstanden. Sie wurde nicht nur meine beste Freundin, sondern war damals so etwas wie eine große Schwester für mich. Wir sind zusammen zum Schauspielunterricht gegangen und wurden sogar ein Paar. Miriam und ich waren nur rund zwei Wochen zusammen, aber sie war auch diejenige, der ich es als Erstes erzählte, als ich später herausfand, dass ich mehr auf Männer stehe.

Es war also nicht alles schrecklich in meiner Jugend, doch selbst die positiven Erlebnisse waren häufig mit sehr traurigen Begebenheiten verbunden. Das gilt selbst für den schönsten Moment meiner Kindheit: den Tag, an dem ich meinen Hund bekam.

Schon immer hatte ich einen Hund haben wollen und meinen Eltern damit in den Ohren gelegen. Als ich zehn Jahre alt war, bekam ich dann endlich eine Rottweiler-Hündin, die ich Page nannte. Geträumt hatte ich eigentlich von einem Golden Retriever, meine Eltern wollten aber eben einen Rottweiler haben. Trotzdem habe ich mich über Page unglaublich gefreut. Endlich hatte ich jemanden, um den ich mich kümmern konnte! Ich bin mit Page spazieren gegangen, und ich habe ihr von meinen Sorgen erzählt, als wäre sie ein Mensch.

Page und mir blieben fünf gemeinsame Jahre, dann haben meine Eltern beschlossen, den Hund abzugeben. Hauptgrund für ihre Entscheidung war, dass es immer wieder Unstimmigkeiten darüber gab, wer sich um das Tier kümmern sollte. Ich war eben noch ein Kind, und dieses Kind wollte nicht jeden Tag um sieben Uhr aufstehen, um mit dem Hund Gassi zu gehen.

Dass sie Page weggaben, war für mich das Schlimmste, was mir hätte passieren können, und ich kann es meinen Eltern bis heute nicht verzeihen. Doch für den Hund war es die beste Entscheidung: Page kam zu einem alleinstehenden Mann auf einen Reiterhof. Dort durfte sie bei ihrem neuen Besitzer im Bett schlafen, und er hat sich aufopfernd um sie gekümmert.

HELFEN, WEIL MAN SELBST HILFE BENÖTIGT

Okay, Themenwechsel. Ich merke, wie sehr mich die Gedanken an die Schulzeit, das Mobbing und vor allem an Page emotional aufwühlen. Während ich die Erinnerungen aufschreibe, laufen mir immer wieder Tränen über die Wangen. Deswegen spule ich die Zeit ein wenig vor.

Schon vor meiner Ausbildung habe ich immer Wert darauf gelegt, anderen zu helfen. Ich wollte, dass meine Mitmenschen glücklich sind, und habe meine Aufmerksamkeit stark darauf ausgerichtet, herauszufinden, was sie dafür brauchen und was ich dafür tun kann. Dabei fühlte ich mich besonders zu Außenseitern hingezogen, weil sie mir leidgetan haben – wobei ich ja selbst ebenfalls ein Außenseiter war.

Leider habe ich, wie viele andere mitfühlende Menschen auch, immer wieder vergessen, auf mich selbst zu achten. Ein ziemlich ungesundes Verhalten und alles andere als gute Selbstfürsorge.

Doch damit bin ich nicht allein. Viele, wenn nicht sogar die meisten Pflegekräfte haben das Bedürfnis, anerkannt und als nützlicher Teil der Gesellschaft betrachtet zu werden. Und das sind wir ja auch. Schließlich helfen wir anderen dabei, von ihren Krankheiten zu genesen, und hin und wieder retten wir sogar Menschenleben. Also ist einen Pflegeberuf zu ergreifen eine wichtige und, je nach Blickwinkel, auch erstrebenswerte Lebensentscheidung.

Dennoch kommt die Entscheidung für diesen Weg meist nicht von ungefähr. Schon während der Ausbildung haben mir viele andere Azubis von den Mobbing-Erfahrungen erzählt, die sie gemacht hatten. Andere hatten bereits einen Leidensweg in Zusammenhang mit psychischen Erkrankungen hinter sich. Ess-Störungen, ADHS, Konzentrationsschwierigkeiten und andere Krankheiten und Beeinträchtigungen ... Es gab einfach sehr viele Auszubildende, die schon während der Kindheit mit den unterschiedlichsten Problemen gekämpft hatten, doch eins war ihnen allen gemeinsam: der Wunsch, etwas zum Besseren zu verändern. Anderen Menschen bei deren Problemen zu helfen, weil man selbst erfahren hatte, dass es zu wenige Menschen gab, die einem wirklich helfen wollen oder können.

Zumindest ist das meine Erklärung dafür, dass es in unserem Beruf so viele Menschen mit einer schmerzvollen Vergangenheit gibt. Eine andere Theorie besagt, dass gerade Menschen mit schlechten Erfahrungen im Leben sich ein Umfeld suchen, in dem es andere – die Patienten – gibt, denen es noch viel schlechter geht.

Unabhängig davon, welche der beiden Theorien man nun für plausibler hält, oder ob eine Mischung aus beiden die Wahrheit am besten trifft, ist es so, dass ein Großteil der Pflegekräfte schon früh im Leben Probleme hatte und sich nicht vollkommen in die Gesellschaft integriert fühlt. Der Beruf des Pflegers/der Pflegerin wird häufig gewählt, um ein anerkannter und benötigter Teil der Gesellschaft zu sein. Um systemrelevant zu sein, wie es heutzutage ja oft heißt. Eine Person, die benötigt wird, damit alles reibungslos laufen kann.

Das alles kann im Laufe eines Arbeitslebens jedoch durchaus seltsame Formen annehmen. Zum Beispiel bei einer Person wie der Schwester Rabiata, in deren Rolle ich in meinen Videos immer wieder schlüpfe.

SCHWESTER RABIATA

Rabiata ist vordergründig eine strenge und unnahbare Krankenschwester. Doch für mich ist auch sie eine Frau, die vermutlich schon während ihrer Kindheit gemobbt wurde und der es an Anerkennung gemangelt hat. Wahrscheinlich ist sie dann während ihres Berufslebens – unbewusst – zu der Überzeugung gelangt, dass sie sich nun wehren muss. Und das tut sie, indem sie anderen zeigt, wie wichtig sie geworden ist. Leider macht sie das auf eine denkbar schlechte Art und Weise: Sie maßregelt nun selbst ihre jungen Kollegen und setzt so den Mobbing-Teufelskreis fort. Am Ende ist sie diejenige, die bei den jungen Kollegen das verursacht, worunter sie einst selbst gelitten hat.

Schwester Rabiata ist natürlich nur eine Kunstfigur, doch diese Kunstfigur hat zahlreiche sehr reale Vorbilder, denen man in der Pflege leider immer wieder begegnet. Das alles führt am Ende zu einem unschönen Kreislauf, den eigentlich niemand gewollt hat, an dem sich aber viele dann doch wieder beteiligen.

Ich kann nur hoffen, dass ich nie eine solche Person werde. Schließlich weiß ich ja, dass ich durchaus einen ähnlichen Weg gegangen bin – auch ich wurde gemobbt, und auch in mir ist dann das Gefühl aufgekommen, anderen Menschen helfen zu wollen –, nur stehe ich zum Glück noch nicht an demselben Punkt wie Schwester Rabiata.

MEIN WEG

Mein Weg führte mich zunächst in die Kinderkrankenpflege, weil ich bewusst für die Kinder da sein wollte, denen es nicht gut ging. Ich hätte mich damals auch in der Psychiatrie bewerben können, habe es aber nicht getan, weil mir bewusst war, wie sehr mich die Arbeit dort mental mitnehmen würde.

Auch hier gab es wieder einen Hintergrund aus meiner Kindheit, schließlich war es mir selbst schon früh psychisch nicht gut gegangen, ich hatte Probleme mit meinen Eltern und in der Schule gehabt. Es ist eben häufig ein sehr seltsames Gemisch aus verschiedenen Gefühlen und Situationen, das dazu beiträgt, dass sich ein Mensch schlussendlich für den einen oder anderen Berufsweg entscheidet.

Während meiner Ausbildung bin ich dann später dennoch in die Kinder- und Jugendpsychiatrie gekommen. Dort habe ich dann schnell gemerkt, dass ich den Kindern all das ersparen wollte, was ich selbst erlebt habe. Wenn ich mit ihnen gesprochen habe, habe ich ihnen zum Beispiel versichert, dass ich sie verstehen kann. Dass ich weiß, wie schwierig es mit den Eltern oder in der Schule sein kann. Ich habe diesen Kindern eingebläut, dass sie sich nicht von anderen einreden lassen sollen, nichts wert zu sein.

Lass dir nicht sagen, dass du nichts kannst!
Lass dir nicht erzählen, dass du hässlich bist!
Lass dir nicht einreden, dass du nicht gut genug bist!

Schon damals habe ich gemerkt, dass ich meine persönlichen Erlebnisse nutzen wollte, um andere – in dem Fall die Kinder – stark zu machen. Sie sollten nicht dasselbe erleben wie ich. Ich wollte sie stärken, ihnen Selbstvertrauen vermitteln.

Tatsächlich habe ich dann für meinen Einsatz sehr positive Rückmeldungen bekommen. Mir wurde gesagt, dass ich einer der wenigen sei, die sich so gut in die Kinder hineinversetzen konnten, und es wurde wertgeschätzt, dass ich mich so sehr für die Kinder einsetzte. Die Kinder wiederum haben damals schnell gemerkt, dass ich eine Person bin, der man vertrauen kann.

Um ihnen zu zeigen, dass sie nicht alles im Leben allein bewältigen müssen, habe ich mir verschiedene Übungen einfallen lassen. Zum Beispiel bin ich mit den Kindern in den Garten gegangen, wir sind herumgerannt und haben

Fitnessübungen gemacht, sind an Klettergerüsten hoch- und wieder runtergeklettert. Das hat nicht zuletzt aus dem Grund sehr viel Spaß gemacht, weil die Kinder sich gegenseitig geholfen haben.

Meine kleinen Patienten haben das alles sehr bereitwillig mitgemacht, weil das Vertrauen, das sie mir entgegengebracht haben, dazu führte, dass sie eben Lust darauf hatten, mit mir etwas zu unternehmen. Vielleicht haben sie instinktiv gespürt, dass wir vieles gemeinsam hatten.

Mir ist es jedenfalls sehr viel leichter gefallen, mich in diese Kinder hineinzuversetzen, als in Menschen, die ihr ganzes Leben lang immer sehr beliebt waren und für die „Probleme" ein Fremdwort ist.

Die Arbeit mit den Kindern hat mir persönlich ebenfalls sehr gutgetan, das Zusammensein mit ihnen hat mich sogar aufgebaut. Ich habe den Kindern geholfen und bin dabei regelrecht aufgeblüht. Ich habe es geschafft, dass die kranken Kinder ein wenig Spaß hatten, und genau das hat mir wiederum Freude bereitet.

Einen Teil meiner Persönlichkeit hat die Arbeit in der Psychiatrie belastet, einen anderen Teil hat sie gestärkt, weil ich gemerkt habe, dass ich die Macht hatte, etwas zu bewirken. Dass ich den Kindern helfen und so vielleicht dazu beitragen konnte, dass sie nicht in Situationen gerieten, wie ich sie erlebt hatte.

Ich weiß natürlich, dass solche Aktionen und Erlebnisse nur ein kleiner Beitrag zur Heilung der Kinder waren. Ohne Therapie – und häufig auch Medikamente – hätte den Kindern, die in der Psychiatrie waren, nicht geholfen werden können. Aber unsere Momente der Unbeschwertheit, die Fröhlichkeit und Leichtigkeit eines Nachmittags, sind eben auch wichtige Bausteine, damit die Kinderseele wieder gesund werden kann. Ich erinnere mich sehr gut an solche Momente in meiner Kindheit und Jugend und weiß, wie sehr ich davon gezehrt habe.

WENN MENSCHEN STERBEN

Ich war natürlich auch auf Stationen, auf denen Menschen starben – das ist in der Pflege fast unausweichlich. Ich habe Sterbenden die Hand gehalten und ihnen über den Kopf gestreichelt, um es ihnen etwas leichter zu machen.

Doch auch wenn sich das für den einen oder anderen vielleicht seltsam anhören mag: Auch mir haben diese Situationen gutgetan. Es hat mir gutgetan, weil ich wusste, dass ich diesem Menschen seinen letzten Weg ein wenig angenehmer gestalten konnte.

Was ich mit alldem eigentlich sagen will: Unser Beruf kann uns krank machen, und das tut er häufig auch. Der Beruf kann uns allerdings auch helfen. Das kann er aber nur, wenn wir in der Lage sind, das Erlebte zu Hause zu verarbeiten. Denn meistens ist es so, dass wir während der Arbeit mit allem, was uns an Tragik begegnet, irgendwie zurechtkommen. Wenn wir jedoch nach der Arbeit in unsere Wohnung zurückkehren, holt uns all das Erlebte wieder ein. Wenn man dann niemanden hat, mit dem man reden kann, treibt man langsam, aber stetig auf ein dunkles Loch zu. Und dieses Loch kann sehr unterschiedliche Erscheinungsformen aufweisen. Eines davon ist der Drogensumpf, und genau darum wird es im nächsten Beispiel gehen.

Rabiatas Welt

Rabiata zu einem Kollegen: „Der Patient schellt alle halbe Stunde, weil er Schmerzen hat. Er hat schon alle Bedarfsmedikationen bekommen, die er will, die er braucht und die angeordnet sind. Irgendwann war es mir zu blöd, und ich habe ihm eine Zopiclon gegeben. Das hat geholfen."

Kollege verwundert: „Zopiclon gegen Schmerzen? Was meinst du damit? Das ist doch ein Schlafmittel."

Rabiata: „Natürlich gegen Schmerzen. Wenn der Patient schläft, hat er keine Schmerzen mehr."

Jana: Psychisch am Ende in die Psychiatrie

Eine der Kolleginnen, mit denen ich für dieses Buch gesprochen habe, ist Jana[3]. Sie heißt nicht wirklich so, aber ich werde sie hier Jana nennen, da sie lieber anonym bleiben möchte. Das hat nicht zuletzt etwas mit den Erfahrungen zu tun, die sie in ihrem Beruf gemacht und von denen sie mir erzählt hat.

Was Jana in ihrem Arbeitsalltag erlebt, zeigt sehr deutlich, wie groß das Problem der psychischen Erkrankungen in der Pflege wirklich ist und welche Auswirkungen es nach sich zieht.

Jana hat nach ihrer Ausbildung im Jahr 2010 angefangen, in einem psychiatrischen Krankenhaus zu arbeiten, seit 2015 ist sie dort in der Abteilung für Suchtmedizin beschäftigt.

Sie sagt: „Durch meine Arbeit habe ich das Gefühl bekommen, dass es immer mehr Pflegekräfte gibt, die mit psychischen Erkrankungen behandelt werden. Und nicht nur mit psychischen Erkrankungen, sondern auch mit Suchtproblemen."

Jana weist aber darauf hin, dass sie nicht sicher ist, ob es daran liegt, dass tatsächlich mehr Pflegekräfte solche Probleme bekommen, oder ob es vielleicht damit zusammenhängt, dass Arbeitgeber mehr auf ihre Mitarbeiter achten und auch mehr dafür tun, dass diese wieder gesund und arbeitsfähig werden. Sie etwa habe an ihrer Klinik eine Integrationsbeauftragte, die tatsächlich auf die Mitarbeiter schaut und sie auch zu Gesprächen einlädt.

Jana ist im stationären, aber auch im ambulanten Bereich tätig, denn an dem Krankenhaus, für das sie arbeitet, gibt es eine Suchtambulanz, in der Menschen mit den verschiedensten Suchterkrankungen Hilfe suchen, unter ihnen auch einige Pfleger. Viele von ihnen haben ein Alkoholproblem, das nicht selten aber von einer Depression begleitet wird. In solchen Fällen muss genau hingeschaut werden, was zuerst da war: Hat die Depression zum Trinken geführt – oder war es vielleicht doch andersherum?

Leider ist es noch immer so, dass vor allem ältere Kolleginnen und Kollegen das Gläschen Wein nach Dienstschluss nicht als etwas Problematisches ansehen. Für sie ist Alkohol kein potenzielles Suchtmittel, sondern einfach nur ein Hilfsmittel, um etwas runterzukommen und sich zu entspannen. Diese Kolleginnen und Kollegen berichten auch, dass es früher vollkommen normal war, auf der Station mal ein Glas Sekt zu trinken. Eine Kollegin hat mir sogar erzählt, dass es früher völlig okay war, im Operationssaal mal einen Schnaps zu trinken, um sich „besser konzentrieren zu können". Das alles ist heute undenkbar, aber es gab Zeiten, in denen so etwas tatsächlich üblich war.

Neben den Kollegen, die zu viel Alkohol konsumieren, gibt es auch solche, die zu illegalen Substanzen greifen. Obwohl dieses Wissen für mich nichts vollkommen Neues ist, haben mich Janas Erzählungen doch überrascht und erschreckt.

Ihrer Erfahrung nach ist eine der Hauptdrogen, denen unsere Kollegen verfallen, Crystal Meth.

„Diese Droge hat uns tatsächlich ganz schön überschwemmt. Wobei es bei den Drogen immer auch regionale Unterschiede gibt. Bei uns ist es eben das Crystal Meth, anderswo dagegen sind es die sogenannten Badesalze."

Der Begriff „Badesalz" hört sich nicht von ungefähr harmlos an, denn dabei handelt es sich um den Straßennamen für verschiedene synthetische Substanzen, die Menschen sich eben möglichst unbemerkt beschaffen möchten. Doch harmlos ist daran gar nichts. Bei den Nutzern lösen diese Mittel häufig Psychosen aus, es handelt sich also um sehr problematische Substanzen.

Was sich hinter der jeweiligen Suchtproblematik verbirgt, ist immer sehr unterschiedlich. Jana hat mit zum Beispiel von einer noch sehr jungen Mitarbeiterin erzählt, die Crystal Meth konsumierte. Diese Kollegin war homosexuell, ihre Partnerin eine langjährige Patientin der Klinik. Die Kollegin hat durch ihre Freundin angefangen, Crystal Meth zu konsumieren, hat die Droge also erst einmal gemeinsam mit ihr eingenommen.

„Die beiden haben sich nicht erst in der Klinik kennengelernt, sie kommen vielmehr aus dem gleichen Ort. Dass die eine dann bei uns arbeitete und die andere hier Patientin war, ist noch mal eine andere Geschichte. Ich weiß nicht, ob die Kollegin schon Crystal Meth konsumierte, bevor sie ihre Ausbildung bei uns begonnen hat, ich vermute allerdings, dass es so war."

Die Suchtpatienten, die in der Klinik ambulant behandelt werden, unterscheiden sich nicht nur durch die Art der Substanzen, die sie konsumieren, sondern auch durch die Schwere der Fälle. So können manche Patienten trotz ihres Problems noch weiterarbeiten, andere werden krankgeschrieben. Das hängt laut Jana immer davon ab, wie stark die Suchtproblematik ausgeprägt ist. Jemand, der zum Beispiel ein massives

Alkoholproblem hat und auch weiterhin trinkt, ist natürlich nicht arbeitsfähig.

Zu welchem Mittel bevorzugt gegriffen wird, ist dabei auch eine Frage des Alters. Wenn vom Thema Alkoholproblem im Kollegenkreis die Rede ist, dann betrifft das laut Jana meist Menschen mittleren Alters. Es sind also die Kollegen, die schon einige Zeit in ihrem Beruf arbeiten. Ob es im Einzelfall der Arbeitsstress ist, der zur Alkoholsucht geführt hat, sei jedoch schwer zu sagen. Oftmals gebe es auch Auslöser im Privatleben, oder eine Patientin habe schon vorher unter Depressionen gelitten. Anders als Alkohol sei Crystal Meth vornehmlich ein Problem der Jüngeren.

„Bei den Opiaten hätte ich vielleicht vor zehn oder fünfzehn Jahren gesagt, dass es sich einmal mehr um ein Problem der Menschen mittleren Alters handelt", meint Jana. „Mittlerweile ist aber zu beobachten, dass sich zunehmend eben auch sehr junge Menschen daran ausprobieren."

Und wenn Jana von Opiaten spricht, dann meint sie damit einerseits etwa Heroin, das sich die Menschen auf illegalen Wegen beschaffen. Andererseits gibt es aber auch Opiat-haltige Medikamente, die sowohl auf der Straße angeboten als auch von Ärzten verschrieben werden.

Jana fragt sich in solchen Fällen immer wieder, was diese Ärzte sich denken und ob sie sich der Gefahren überhaupt bewusst sind, denn Opiat-haltige Medikamente machen abhängig. Vielleicht gehe es diesen Ärzten einfach darum, möglichst schnell Geld zu verdienen und dann gleich zum nächsten Patienten zu wechseln, so ihre Vermutung.

Was Jana hier berichtet, ist dann auch wieder ein gutes Beispiel dafür, wie unterschiedlich die Erfahrungen sein können. Meine Erfahrung ist nämlich die, dass Ärzte sogar Angst haben, Opiate zu verschreiben. Wir als Pflegekräfte erleben immer wieder Patienten mit furchtbaren Schmerzen, bei denen wir uns regelrecht dahinterklemmen müssen, dass sie ein wirklich starkes Schmerzmittel erhalten. „Wir brauchen mehr Morphium!", „Wir benötigen mehr Oxycodon!" und so weiter und so fort. Wie gesagt: Die Erfahrungen unterscheiden sich teils deutlich.

Allerdings habe ich auch erlebt, dass in Bezug auf Medikamente schon in der Ausbildung immer mal wieder Grenzen überschritten werden. So erinnere ich mich etwa daran, dass uns Lehrkräfte dazu ermutigt haben, doch einfach mal ein Abführmittel zu nehmen. Das sei zwar eigentlich verboten, aber so würden wir lernen, wie schnell und auch wie stark so ein Mittel wirkt.

Speziell in der Zeit des Examens wiederum haben Pflegeschüler häufig Ritalin ausprobiert, das unter anderem zur Behandlung von ADHS eingesetzt wird, aber auch dabei hilft, sich besser konzentrieren zu können. Gefährlich ist vor allem, dass Ritalin schnell abhängig macht. Außerdem rutscht man nach der aufputschenden Wirkung sehr schnell in ein Tief, sobald das Ritalin nicht mehr genommen wird.

In die gleiche Kategorie wie Ritalin fällt Tavor. Das ist ein Schlaf- und Beruhigungsmittel, das aber auch wegen seiner angstlösenden Wirkung eingenommen wird. Nicht zuletzt deshalb ist es vor allem vor mündlichen Prüfungen sehr beliebt. Viele Schüler und Studenten greifen zu Tavor, um bei der Prüfung besser und entspannter reden zu können.

Aber zurück zu den grundsätzlichen psychischen Problemen, die auch Pflegekräfte betreffen. Viele dieser Patienten werden an Janas Klinik ambulant betreut, es gibt aber eben auch andere Fälle.

„Gerade kürzlich erst hatten wir eine Patientin, die zunächst in der Tagesklinik betreut wurde, dann aber nach einer Woche einen massiven Rückfall in Sachen Trinken hatte. Diese Frau stand schließlich am Wochenende völlig verzweifelt vor der Stationstür und bat darum, doch stationär aufgenommen zu werden."

Andere Kollegen aus der Klinik würden allerdings genau das nicht wollen. Weil es für sie einfach ein komisches Gefühl sei, in dem Krankenhaus behandelt zu werden, in dem sie auch arbeiteten.

Doch wie wird es weitergehen mit den psychischen Problemen und auch der Drogenproblematik in der Pflege?

Jana vermutet, dass die Problematik weiter zunehmen wird. Weil eben überall Personalmangel herrscht, weil überall der Stresslevel steigt. Und dadurch wird das Arbeitspensum für diejenigen, die immer noch in der Pflege arbeiten, natürlich nicht geringer. Daher sei es umso wichtiger, dass die Arbeitgeber auf ihre Mitarbeitenden achten. Dass sie sich informieren, wo Probleme bestehen, und sich erkundigen, ob sie irgendwie helfen können.

Voraussetzung dafür wäre natürlich, dass sich grundsätzlich etwas ändert. Denn wenn ohnehin überall Personalmangel herrscht, wird es noch einmal schwieriger, Personal abzustellen, das sich um die Nöte der verbliebenen Kollegen kümmert.

Am Ende des Tages sei es einfach so, dass sich von oben her etwas ändern müsse, meint Jana – und da kann ich ihr nur zustimmen.

Rabiatas Welt

Rabiata kommt in ein Patientenzimmer. „Machen Sie den Arm frei, ich möchte Ihnen Blut abnehmen."

Patient: „Rufen Sie bitte den Arzt. Ich möchte, dass das bei mir von einem Arzt gemacht wird."

Rabiata: „Jetzt geht das schon wieder los. Bei uns machen die Pflegekräfte das, nicht die Ärzte."

Patient: „Nein! Pflegekräfte können das nicht, da man die richtige Vene finden muss."

Rabiata: „Wenn Sie provozieren wollen, kann ich Ihnen mal zeigen, WIE ich eine Vene finde!"

DER WEG IN DIE DEPRESSION

Mein Weg in die Depression fing auf den ersten Blick recht banal an: Ich bekam Rückenschmerzen und habe deshalb auch Medikamente eingenommen, schließlich wollte ich ja einsatzfähig bleiben. Aber es blieb nicht allein bei den Rückenschmerzen. Ich hatte Kopf- und Bauchschmerzen, mir tat einfach alles weh.

Also habe ich begonnen, regelmäßig Ibuprofen einzunehmen, um die Schmerzen zu bekämpfen. Leider verschwanden die Schmerzen auch damit nicht vollkommen, dafür fühlte ich mich nach der Arbeit aber völlig erledigt. Die immer noch allgegenwärtigen Schmerzen hatten außerdem zur Folge, dass ich nun auch Verabredungen mit Freunden absagte, was die Depressionen natürlich nur weiter begünstigte.

Der Vollständigkeit halber sei erwähnt, dass die Rückenschmerzen nicht nur seelische, sondern auch körperliche Ursachen hatten. So musste ich als Pflegeschüler pro Schicht schon mal zehn Patienten waschen – und zwar ohne dass ich dabei irgendwelche Hilfe bekam. Ich musste Menschen – auch adipöse Personen – also ganz allein drehen und wenden, was dann besagte Rückenschmerzen verursachte.

Hinzu kam noch der Schlafmangel. Ich habe damals sehr viele Frühdienste gemacht und bin danach völlig kaputt ins

Bett gefallen. Dann habe ich tagsüber erst mal ewig geschlafen – nur konnte ich danach eben abends nicht mehr richtig schlafen und bin schließlich vollkommen übernächtigt wieder zum nächsten Frühdienst angetreten. Das alles resultierte in dem besagten Schlafmangel, der wiederum dazu führte, dass ich während der Arbeit nie zu hundert Prozent fit war. Zusätzlich belasteten mich immer wieder neue körperliche Beschwerden.

Zu jener Zeit machte ich meine erste Ausbildung in der Altenpflege und wohnte noch bei meinen Eltern. Schließlich bin ich zu unserem Dorfarzt gegangen – und das eigentlich auch nur, weil selbst meine Mutter meinte, es könne doch eigentlich nicht sein, dass es mir andauernd so schlecht geht.

Bei dem Arztbesuch wurde unter anderem ein Ultraschallbild gemacht, und der Arzt hat mich gefragt, was denn eigentlich los sei. Ich habe ihm von meinen Schlafproblemen berichtet, und er hat mir geraten, dass ich versuchen solle, nach dem Frühdienst wach zu bleiben, um dann abends wirklich gut einschlafen zu können. Leider habe ich das nicht geschafft. Also bin ich nach einer Weile erneut zum Arzt gegangen und habe ihm gesagt, dass ich nach wie vor ständig müde sei. Diesmal wurde nach körperlichen Auslösern gesucht, doch bei keiner der Untersuchungen wurde etwas gefunden. Rein körperlich war ich vollkommen gesund.

Schließlich hat der Arzt sich erkundigt, ob ich vielleicht immer wieder einmal negative Gedanken hätte. Was ich bejahte. Daraufhin hat er mich gefragt, ob ich manchmal das Gefühl hätte, einfach nicht mehr zu wollen, dass es vielleicht besser wäre zu sterben. Wieder bejahte ich und bestätigte ihm, dass ich manchmal solche Gedanken hatte.

Tatsächlich sagte ich mir zu dieser Zeit immer wieder einmal, dass ich keine Lust mehr hätte und am liebsten tot wäre – ich konnte einfach nicht mehr. Allerdings dachte ich zu dem Zeitpunkt noch, das wäre völlig normal, jeder

Mensch würde so denken, jeder wolle manchmal am liebsten alles endgültig beenden.

Der Arzt gab mir jedoch deutlich zu verstehen, dass all das eben nicht normal war. Dass der Gedanke, sich das Leben nehmen zu wollen, nicht zu den Überlegungen eines psychisch gesunden Menschen gehört. Das Gespräch endete damit, dass er mir erklärte, ich müsse zu einem Psychiater gehen.

Bei diesen allerersten Arztbesuchen war meine Mutter immer dabei, und ich sagte anschließend zu ihr, es sei nun schon so weit gekommen, dass ich verrückt geworden war. Immerhin hatte der Arzt mir geraten, einen Psychiater aufzusuchen. Als meine Mutter und ich mit dem Auto nach Hause fuhren, musste ich sogar weinen, weil ich der festen Überzeugung war, der Arzt habe mir durch die Blume gesagt, ich sei ernsthaft psychisch krank, ich sei verrückt.

„Was soll ich tun, wenn es wirklich so ist?", habe ich meine Mutter gefragt.

Sie versuchte, mich zu beruhigen, indem sie mir erklärte, das alles sicher nicht so schlimm sei, wie ich es mir einredete. Wir sollten erst mal mit dem Psychiater reden, bevor wir uns wirklich Sorgen machten.

Also haben wir genau das getan und einen Termin mit einem Psychiater in der nächstgelegenen Kleinstadt vereinbart. Das gestaltete sich überraschend problemlos, da es zunächst nur um ein Erstgespräch ging, und schon wenige Tage später stand besagter Termin an. Ich erinnere mich, dass ich vorher sehr nervös war, ja sogar Angst hatte.

Wieder bin ich mit meiner Mutter dorthin gefahren. Die Praxis des Arztes befand sich in einem Hochhaus, alles wirkte sehr angenehm und gepflegt. In diese Praxis durfte mich meine Mutter jedoch nicht begleiten, sie musste draußen im Wagen warten. In diesem Gespräch erzählte ich dem Psychiater, wie schlecht es mir ging. Für den Psychiater war jedoch wohl schon zu diesem Zeitpunkt weitgehend klar, was mit mir los war, denn er sagte mir ins Gesicht, dass ich eine Depression habe, und zwar eine sehr starke.

Er erklärte mir außerdem, dass sich diese Depression eben auf meinen Körper auswirkte. Dass die seelische Erkrankung die Rücken-, Bauch- und Kopfschmerzen verursachte, unter denen ich immer wieder litt. Oder dass sie zumindest ihren Anteil daran hatte.

Auch sprachen wir darüber, dass die Depression jene Gedanken auslöste, die für einen psychisch gesunden Menschen nicht normal waren. Vor allem, dass ich immer wieder auch daran dachte, nicht mehr leben zu wollen. Zu jener Zeit war es nämlich schon so weit gekommen, dass ich mir überlegte, wann ich sterben wollte. Ich hatte jede Lebenslust verloren.

Es kam damals einfach alles zusammen: Es ging mir psychisch nicht gut, ich hatte Schmerzen, und ich fragte mich, wie ich das alles schaffen sollte.

Wie schlimm es um mich stand, lässt sich an dem erkennen, was der Arzt am Ende des Gesprächs zu mir sagte. Da erklärte er mir nämlich, dass er nicht sicher sei, ob er mich überhaupt allein hinausgehen lassen könne.

Überrascht fragte ich ihn, warum er das denn denke, und der Arzt wiederum wies mich darauf hin, dass ich ihm ja von meinen Selbstmordgedanken berichtet hätte. Schließlich fragte er mich, ob und wie weit ich mich von diesen Gedanken distanzieren könne. Ob ich ihm versprechen könne, dass ich mich nach dem Verlassen der Praxis nicht umbringen werde.

Also erklärte ich ihm, dass ich zwar diese Gedanken hätte, aber nicht wirklich sterben wolle. Außerdem hatte ich ja Medikamente bekommen, die mir helfen sollten. Der Arzt streckte seine Hand aus und sagte, ich müsse ihm mit Handschlag versprechen, dass ich mich wirklich nicht umbringen werde. Würde ich das nicht tun, müsse er mich zur Überwachung in eine Klinik einweisen.

Ich habe es dem Arzt versprochen. Nicht nur weil ich es so meinte, sondern auch weil ich unbedingt weiterarbeiten wollte, weil ich meine Ausbildung fortsetzen wollte. Was nicht möglich gewesen wäre, wenn der Arzt mich in eine Klinik eingewiesen hätte. Vor allem hätte dann auch an meinem Arbeitsplatz jeder erfahren, was mit mir los war, und das wollte ich damals auf keinen Fall.

Nach dem Arztbesuch habe ich mich aber tatsächlich besser gefühlt, weil ich mit meinen Gedanken und Ängsten nun nicht mehr in der Luft hing. Es gab eine Diagnose. Ich wusste, was los war. Außerdem sollte ich Medikamente bekommen, die mir helfen würden. Für mich unterschied sich die Situation also deutlich von dem Moment bei unserem Hausarzt, als ich mich noch gefragt hatte, ob ich verrückt sei. Denn der Psychiater hatte mir eben zu verstehen gegeben, dass er mir helfen und etwas gegen meine Probleme unternehmen konnte.

Ich erinnere mich, dass ich mich wirklich gefreut habe, als ich mich nach dem Termin wieder in den Wagen zu meiner Mutter setzte. Damals habe ich die Worte des Arztes so verstanden, dass es mir nach einer Weile wieder richtig gut gehen würde, dass dann alles vorbei wäre. Ich hätte weder Rücken- noch Kopfschmerzen, stattdessen aber Unmengen an Energie. Ich würde wieder so sein wie früher.

Nur hat es nicht lange gedauert, bis ich erkannt habe, dass das eine Fehlinterpretation war. Die Medikamente würden mir zwar helfen, aber sie würden mich nie restlos glücklich machen.

Wie gesagt war ich damals noch in der Ausbildung, und entsprechend hatte ich noch nicht das Wissen, das ich heute als ausgelernter und mittlerweile auch erfahrener Krankenpfleger habe. Trotzdem habe ich auch zu jener Zeit schon viel von dem verstanden, was eine Depression aus medizinischer Sicht bedeutet. Nicht zuletzt, weil ich in der Altenpflege mit

Patienten zu tun hatte, die unter Depressionen litten und Medikamente dagegen einnahmen.

Wir Pflegekräfte lesen uns natürlich durch, welcher Patient welches Medikament verabreicht bekommt. Deshalb habe ich gesehen, wie viele Patienten ein Antidepressivum bekamen, was mir wiederum das Gefühl gab, mit dem Thema nicht vollkommen allein auf der Welt zu sein.

Die Arbeit selbst hat mich zu jener Zeit in zwei völlig verschiedene Richtungen beeinflusst. Zum einen half sie mir dabei, trotz aller Probleme weiter zu funktionieren. Durch meinen Job hatte ich einen geregelten Tagesablauf und konnte nicht einfach den ganzen Tag untätig im Bett liegen. Zum anderen hat diese Arbeit aber auch weiterhin zu körperlichen und psychischen Belastungen geführt. Weil ich zeitweise zwölf Tage am Stück gearbeitet habe, weil wieder auch die Kombination aus Spätdienst und dem darauffolgenden Frühdienst an der Tagesordnung war. Einerseits hat mich die Arbeit also abgelenkt, andererseits aber auch immer wieder und immer mehr fertiggemacht.

Trotzdem habe ich damals noch geglaubt, es würde sich irgendwann alles zum Guten wenden und dann würde es mir auch besser gehen. Im Nachhinein denke ich allerdings, dass ich den Job hätte wechseln sollen. Ich hätte einen Job mit einem geregelten Tagesablauf gebraucht, einen Job, der mich psychisch weniger belastet und in dem ich auch nicht hätte miterleben müssen, dass immer wieder Menschen sterben. Aber zu jener Zeit wollte ich trotz allem in meinem Job bleiben, weil ich immer wieder auch an die schönen Momente dieser Arbeit dachte.

Schon bei dem Erstgespräch beim Psychiater bekam ich, wie gesagt, meine ersten Medikamente verschrieben. Die hatten jedoch vollkommen unerwartete Nebenwirkungen. Als Erstes bekam ich so starke Schweißausbrüche, dass ich nicht einmal mehr richtig arbeiten konnte, weil ich eben komplett nass und durchgeschwitzt war. Ein anderes Medikament wiederum führte dazu, dass ich unter Albträumen litt. Es waren unter anderem Träume, die sich darum drehten, dass ich sterben müsste. Ein anderer Albtraum hatte den Inhalt, dass man mir Ohrstäbchen bis tief in die Ohren steckte – so tief, dass ich nichts mehr hören konnte.

Als ich dann tatsächlich einen ersten Termin für die Psychotherapie bekam, hatte das wiederum völlig unerwartete Folgen – diesmal allerdings positive. Denn an den Tagen vor diesem Termin ging es mir wieder richtig gut. Bis heute habe ich keine Ahnung, warum das so war. Vermutlich aber befand ich mich in einer der optimistischen Phasen, die depressive Menschen ja auch haben. Jedenfalls hatte ich damals das Gefühl, ich hätte alles im Griff und würde schon alles irgendwie hinbekommen. Auch auf der Arbeit lief es in diesen Tagen wieder richtig gut. Ich hatte nicht einmal mehr Rückenschmerzen.

In diesem Gemütszustand bin ich also zu dem ersten Termin gegangen und habe dem Psychiater freudig erzählt, wie gut es mir ging. Worauf ich allerdings eine unerwartete Antwort erhielt: Der Arzt nämlich erklärte, dass ich die Therapie dann ja wohl nicht mehr bräuchte. Wenn es mir gut gehe, müsse ja alles in Ordnung sein.

Ich konnte ihm in meiner Euphorie nur zustimmen: „Nein, ich brauche keine Therapie, alles ist gut." Der Arzt hat mich gehen lassen, und ich habe meiner Mutter berichtet, dass alles gut sei und ich keine Therapie bräuchte. Ich war mir sicher: Alles würde wieder so sein wie früher, vielleicht war es das sogar jetzt schon.

Leider war das ein Irrtum, es handelte sich bloß um eine der besagten Phasen. Und so kam es, wie es kommen musste: Eine Woche später ging es wieder los. Daraufhin haben wir erneut den Psychiater angerufen, der uns diesmal allerdings mitteilte, dass ein weiterer Termin erst in einigen Monaten möglich sei. Was die Stimmung natürlich nicht verbesserte.

Ich kann mich heute nicht mehr an jedes Detail oder an die kompletten Abläufe erinnern. Es war jedoch so, dass ich bei weiteren Psychiater-Terminen wieder andere Medikamente verschrieben bekam, nicht zuletzt wegen der Nebenwirkungen. Zwischen diesen Terminen beziehungsweise den Medikamentenwechseln lagen nach meiner Erinnerung jeweils etwa drei bis vier Wochen.

Das Problem der Nebenwirkungen war damit jedoch noch lange nicht aus der Welt. Eines der neuen Medikamente verursachte nun Sehstörungen. Vor allem in der Entfernung konnte ich nicht mehr deutlich sehen und dachte schon, dass ich eine Brille bräuchte.

Ich bin also immer wieder zu solchen Arztterminen gegangen, und ich habe dort immer wieder auch darüber geklagt, dass ich die Medikamente nicht vertrage, dass es mir vor allem nicht besser gehe. Durch die Medikamente war ich zwar wieder etwas antriebsstärker geworden, doch die negativen Gedanken waren weiterhin da, es ging mir einfach nicht gut. Dass es mir immer noch so schlecht ging und ich kaum Fortschritte merkte, belastete mich noch zusätzlich.

Schließlich kam ich an einen Punkt, an dem ich mich fragte, was das alles eigentlich sollte. Warum bekam ich immer wieder andere Medikamente, die immer wieder auch unterschiedliche Nebenwirkungen nach sich zogen? Warum gab man mir nicht einfach ein Medikament, das mich wieder richtig glücklich machte?

Doch das richtige Medikament zu finden war nur eins der Probleme. Außerdem benötigte ich ja noch eine Psychotherapie. Aber bis ich die bekam, sollte es noch einige Monate dauern.

Schließlich bekam ich tatsächlich ein Medikament, das mir geholfen hat. Dieses Medikament habe ich sehr lange genommen, bis ich vor rund einem Jahr beschlossen habe, es auch abzusetzen. Denn dieses Medikament hat zwar dafür gesorgt, dass ich nicht mehr diese sehr dunklen Gedanken hatte, aber es hat mich auf einer Art Null-Linie gehalten. Ich habe also gar keine intensiven Emotionen mehr gespürt. Ich war zwar nicht mehr völlig niedergeschlagen, wenn etwas Blödes passiert ist, ich war aber auch nie mehr wirklich glücklich, wenn etwas Großartiges geschah.

Das ist mir vor allem bewusst geworden, wenn meine Eltern von etwas sehr Traurigem erzählten, worauf ich jedoch nur gleichgültig reagieren konnte. Außerdem hat mich meine Mutter eines Tages darauf aufmerksam gemacht, dass ich sie nicht mehr so umarmen würde wie früher. Ich würde sie so umarmen, als wäre es unwichtig, als wäre die Umarmung meiner Mutter mir egal.

Das Medikament, das ich heute nehme, vertrage ich gut. Doch auch das schnürt meine Emotionen ein – was mich immer noch und immer wieder belastet. Weil ich mich eben daran erinnere, früher auch große Freude erlebt zu haben. Ich muss mir in solchen Momenten sagen, dass es vor allem um die erwünschte Wirkung geht, nämlich darum, dass die extremen und wirklich schrecklichen Tiefs nicht mehr kommen.

Doch die reduzierten Gefühle sind nicht die einzige unerwünschte Wirkung. Ohne die Medikamente kann ich auch besser reden und komme mehr aus mir heraus. Außerdem kann ich mir viel mehr merken und habe mehr neue Ideen. Deshalb bin ich inzwischen dazu übergegangen, etwa vor wichtigen Terminen einige Tage lang das Medikament abzusetzen.

Bloß ist das für mich eben immer nur vorübergehend möglich. Ich kann zwar einige Tage das Medikament absetzen, dann muss ich die Dosierung jedoch langsam wieder erhöhen. Weil ich inzwischen aus Erfahrung eben auch weiß, dass ich sonst in Panikattacken rutsche. Ich bekomme dann einen hohen Puls, ich bekomme Ängste, und ich denke, die ganze Welt habe sich gegen mich verschworen.

Abgesehen von den Medikamenten und den damit immer wieder verbundenen Problemen habe ich inzwischen weitere Möglichkeiten gefunden, die mir dabei helfen, mit Stress besser umzugehen. So baue ich zum Beispiel Stress ab, wenn ich mit meinen beiden Hunden spazieren gehe oder TikTok-Videos drehe.

Außerdem räume ich oft und gerne meine Wohnung auf. Denn wenn die unaufgeräumt ist, geht es mir psychisch ebenfalls deutlich schlechter, wie ich heute weiß. Eine Zeit lang habe ich mir außerdem Meditations-Videos im Netz angeschaut, und ich höre inzwischen auch gerne Podcasts. All das beruhigt mich, tut mir gut und bringt mich auf andere Gedanken. Zusammengefasst ist es einfach so: Was ich selbst kontrollieren kann, das möchte ich auch selbst kontrollieren.

Wie gesagt, all das hat mich bereits in meiner Ausbildung getroffen, als ich noch wirklich jung war, und ich bin sicher nicht der einzige junge Mensch, den das betrifft. Wenn man dann auf das Misstrauen von Kollegen trifft, die kein Verständnis haben, sondern denken, „der gibt sich keine Mühe, der macht sich einen freien Tag", dann trifft das einen jungen Menschen sehr. Grundsätzlich möchte ich allen Menschen in der Pflege sagen: Wenn Azubis sich krankmelden, dann darf man einfach nicht vergessen, dass sie manchmal eben wirklich krank sind. Und man sollte immer auch im Hinterkopf behalten, dass hinter den körperlichen Beschwerden auch ein psychisches Leiden stecken kann.

Ich erinnere mich zum Beispiel an eine Mitschülerin, die immer wieder mal unter einer Gastritis litt. Auch bei ihr gab es einen Zusammenhang zwischen der Gastritis und dem

Schlafmangel. Denn sowohl Kopfschmerzen als auch Rückenschmerzen oder eben eine Gastritis können psychische Ursachen haben oder zumindest dadurch mit verursacht werden. Daher sollte man schon sehr früh versuchen, mit Kollegen zu reden, die auffällig oft krank sind. Und man sollte versuchen, ihnen Therapieangebote zu machen, damit sich die Beschwerden nicht weiter verschlimmern.

Rabiatas Welt

Ein Arzt ruft auf der Station an: „Rabiata, könntest du bitte noch eine Patientin aufnehmen? Das wäre toll."

Rabiata: „Ich bin voll. Der einzige Raum, den ich noch habe, ist der Fäkalienraum."

Arzt: „Das passt doch! Dann können wir die Patientin ja dort hineinlegen!"

Sofia: Drogen gegen den Stress

Drogenmissbrauch im Kollegenkreis ist auch für Sofia[4] kein neues Phänomen. Schon während ihrer Ausbildung habe sie sehr viele junge Kollegen erlebt, die Drogen konsumierten, um mit dem Stress fertigzuwerden. Das sei jedenfalls die Begründung der Kollegen gewesen – auch wenn sie das persönlich nicht wirklich nachvollziehen könne. Zu diesen Drogen hätten neben Alkohol ebenfalls harte Drogen gezählt. Mit teils drastischen Folgen, wie sie erzählt:

„Gerade erst letztes Jahr hat sich eine Freundin und Kollegin von mir das Leben genommen, weil sie psychisch am Ende war, zusätzlich dann noch Drogen konsumierte. Ich bin mir allerdings recht sicher, dass es bei ihr auch im Privatleben noch weitere Probleme gab, dass eine psychische Grunderkrankung vorlag."

Was dann jedoch durch den Dauerstress im Job noch verstärkt worden sei. Diese Freundin habe nach dem bestandenen Examen nur eine Woche lang gearbeitet, danach war sie wegen ihrer vielen psychischen Probleme krankgeschrieben.

MIT ANTIDEPRESSIVA GEGEN ALBTRÄUME UND PANIKATTACKEN

Seit dem ersten Besuch bei einem Arzt beziehungsweise der Diagnose nehme ich ununterbrochen Antidepressiva, ich nehme sie auch heute noch. Nur habe ich über die Jahre eben sehr viele unterschiedliche Medikamente ausprobieren müssen. Denn neben den schon erwähnten Schweißausbrüchen, den Albträumen und der Emotionslosigkeit gab es bei mir über die Zeit noch diverse andere Nebenwirkungen. Unter anderem kam es zu Sehproblemen, dann wieder habe ich stark zugenommen, litt unter Mundtrockenheit.

Mittlerweile habe ich all das recht gut im Griff. Aber ich muss vermutlich ein Leben lang Antidepressiva nehmen, weil ich ohne sie gar nicht mehr klarkomme. Denn immer, wenn ich doch einmal versucht habe, die Medikamente über eine längere Zeit abzusetzen, hatte ich wieder Panikattacken oder kam gar nicht mehr aus dem Bett.

In dem Zusammenhang muss ich etwas erwähnen: Menschen, die Antidepressiva nehmen, sollten begleitend immer auch eine Psychotherapie machen. Bei mir war es allerdings damals in der Ausbildung so, dass ich erst einmal einfach keine Termine bekommen habe. Das aber war nicht nur für mich ein Problem, es ist inzwischen eines der größten Probleme für Menschen mit psychischen Erkrankungen. Denn bis jemand einen Termin bei einem Psychologen oder einem Therapeuten bekommt, dauert es meist Monate, nicht selten sogar Jahre. Was das für einen Menschen bedeutet, der unter Depressionen leidet und vielleicht sogar Suizidgedanken hat, brauche ich vermutlich niemandem zu erklären.

Wenn es wirklich schlimm wird, heißt es häufig, man müsse die Person stationär behandeln. Genau das würde ich persönlich allerdings niemals wollen. Ich habe selbst in der Psychiatrie gearbeitet und weiß daher, wie schlimm die Zustände dort sind. Auch dort herrscht Personalmangel, sodass die Patienten manchmal gar nicht richtig therapiert, sondern bloß mit Medikamenten ruhiggestellt werden. Außerdem findet man sich dann vielleicht mit zwei, drei anderen Patienten gemeinsam in einem Zimmer wieder – was gerade für eine depressive Person sehr unangenehm ist, weil man einfach keine anderen Menschen um sich haben mag.

Außerdem befinden sich auf den psychiatrischen Stationen Patienten mit den unterschiedlichsten Erkrankungen, manche sind also wirklich sehr, sehr stark psychisch krank, schreien zum Beispiel den ganzen Tag lang herum oder werden auch aggressiv. Ich hätte wirklich Angst vor manchen dieser Patienten, und ich mag mir einfach nicht vorstellen, auf so einer Station mit einer Depression im Bett zu liegen und bei klarem Bewusstsein zu erleben, was dort täglich geschieht.

Aber kehren wir noch einmal zurück zu den Anfängen meiner Depressionsgeschichte. Außenstehende mögen sich vielleicht fragen, warum ich den Beruf überhaupt weiter ausgeübt habe. Warum ich keinen Schlussstrich gezogen habe, wo bei mir doch schon während der Ausbildung die Probleme auftraten, die ja ganz klar in einem Zusammenhang mit meinem Beruf stehen. Dazu kann ich nur immer wieder betonen, dass ich meinen Job liebe, dass ich ihn trotz all der Probleme und Schwierigkeiten liebe.

Rabiatas Welt

Patient: „Wofür ist der rote Knopf da?"

Rabiata: „Das ist die Notfallklingel. Die ist ausschließlich für Notfälle – nicht drück... Sie haben den Herzalarm ausgelöst. Warum klingeln Sie, wenn ich im Raum bin?"

Patient: „Ich wollte nur testen, ob die Klingel funktioniert. Au! Warum kneifen Sie mir in den Zeh?"

Rabiata: „Ich wollte nur testen, ob Ihre Reflexe funktionieren."

Hanna: Wir arbeiten mit Menschen, nicht mit Maschinen

Ist von psychischen Problemen in Pflegeberufen die Rede, dann muss man nach Hannas[5] Meinung auch die persönlichen Hintergründe oder Erfahrungen der einzelnen Menschen betrachten. Denn es gibt ja durchaus große Unterschiede, abhängig davon, in welchem Umfeld man arbeitet. Bei Kollegen, die sich für die Arbeit in der Psychiatrie entscheiden, ist es nach Hannas Erfahrung häufig so, dass sie selbst schon vor der Ausbildung eine Vorgeschichte in Form von psychischen

Problemen hatten. Viele Kollegen dort hatten etwa Eltern oder Freunde mit psychischen Krankheiten, oder sie hatten selbst bereits solche Probleme, waren deswegen vielleicht auch schon in Behandlung. In der Somatik dagegen – also auf den Stationen, auf denen körperliche Beschwerden behandelt werden – sieht es, so Hanna, ganz anders aus. Hier hätten deutlich weniger Kollegen psychische Probleme.

Doch meiner Erfahrung nach steigt gerade in der Somatik die Zahl der psychischen Erkrankungen, nicht zuletzt die Gefahr des Burn-outs, weil vor allem diese Stationen unterbesetzt sind. Außerdem kommen wir auch in der Somatik immer wieder mit Patienten in Kontakt, die bereits unter psychischen Erkrankungen leiden, etwa einer Depression oder einer Schizophrenie, oder aber deren körperliche Erkrankung zu seelischem Leid führt. Nehmen wir etwa einen Patienten, der sich das Bein gebrochen hat. Das hört sich vielleicht recht harmlos an, allerdings kann es sich beispielsweise um einen Patienten handeln, der wegen der Verletzungsfolgen nie wieder Fußball spielen kann und das erst mal verarbeiten muss. Damit will ich Hannas Erfahrungen nicht kleinreden, ich will damit nur sagen, dass wir alle unterschiedliche Begegnungen haben.

Genau aus diesem Grund kehren wir an dieser Stelle wieder zurück zu dem, was Hanna zu berichten hat: Natürlich kann man sich die Frage stellen, warum Kollegen mit einer Vorgeschichte in Form einer psychischen Erkrankung nicht davor zurückschrecken, auch noch im Job damit zu tun zu haben. Hanna vermutet, es könne daran liegen, dass solche Menschen besonders sensibel sind, dass sie anderen helfen wollen, die in einer ähnlichen Situation sind wie sie. Umgekehrt sei es nämlich so, dass Kollegen, die aus der Somatik in die Psychiatrie wechseln, häufig weniger Verständnis für die Patienten aufbringen.

Ganz allgemein sind sensible Menschen nach Hannas Überzeugung deutlich anfälliger dafür, solche durch den

Beruf verursachten psychischen Beschwerden und Krankheiten zu entwickeln.

„Man muss daher lernen, sich immer auch ein Stück weit abzugrenzen, die Probleme der Patienten nicht zu nah an sich heranzulassen. Aber natürlich wird es immer wieder Fälle geben, die einem besonders nahegehen – wir arbeiten nun mal mit Menschen und nicht mit Maschinen."

Rabiatas Welt

Rabiata zu einem Patienten: „Seit fünf Tagen keinen Stuhlgang? Nehmen Sie Platz, der Doktor kommt gleich zu Ihnen."

Patient: „Ich bin Privatpatient und habe heute noch Termine. Das muss doch schneller gehen."

Rabiata: „Nun passen Sie mal auf, Schätzchen. Ich arbeite hier schon seit zig Jahren, ich kenne von der Stationsleitung bis zum Chefarzt jeden. Also seien Sie vorsichtig, wie Sie mit mir reden. Wissen Sie, was meine Therapie gegen Ihre Verstopfungen ist? Zwei Liter kochend heißes Wasser, das ich Ihnen persönlich in den Hintern applizieren werde, wenn Sie weiter so mit mir reden. Und nun setzen Sie sich wieder hin und warten, wie alle anderen auch, weil es sonst gleich knallt."

VERSTÄNDNIS IST KEINE SELBSTVERSTÄNDLICHKEIT

Mir hat die Arbeit an sich trotz allem immer sehr viel Spaß gemacht. Es ist einfach ein Job, in dem ich Menschen helfen kann und bei dem ich mich gebraucht fühle. Das hat mir immer sehr gutgetan. Die eigentlichen Auslöser für psychische Erkrankungen sind für mich auch nicht in der Arbeit an sich zu suchen, sondern vielmehr in der hohen Arbeitsbelastung und den vielen Diensten. Das und auch die immer wieder dazugehörenden traurigen Momente haben mich in die Depression rutschen lassen.

Eines möchte ich zu dem ganzen Thema Depression aber auch noch sagen: Bei Weitem nicht jeder reagiert verständnisvoll, wenn einer seiner Mitmenschen unter einer Depression leidet. Als ich damals erstmals zum Arzt gegangen bin, war, wie gesagt, meine Mutter dabei. Meine Mutter zeigte sehr schnell sehr viel Verständnis für mich, meine Erkrankung und meine Situation. Das war bei meinem Vater allerdings völlig anders, er konnte mit dem Thema absolut nichts anfangen.

Auch auf der Arbeit reagierten beileibe nicht alle Kollegen so, wie man sich das wünschen würde. Wenn ich dort zum Beispiel davon erzählte, dass ich ständig müde sei, kamen nicht selten Kommentare, ich solle einfach weniger mit meinen Freunden feiern gehen, dann wäre ich auch nicht so müde. Punkt, aus, Ende. Verständnis oder Mitgefühl sehen anders aus.

Leider änderte sich an ihrer Haltung auch nichts, wenn ich ihnen erklärte, dass ich gar nicht aus- oder rausging. Tatsächlich sah es damals bei mir nämlich so aus, dass ich nach der Arbeit einfach nach Hause ging und dort auch blieb, bis ich wieder zur nächsten Schicht musste.

Doch nicht nur das Umfeld hat häufig Probleme damit, einen psychisch kranken Menschen zu verstehen, sondern auch der- oder diejenige selbst. Denn tatsächlich ist es für viele Menschen, und ich schließe mich da ein, gar nicht so einfach, die eigenen psychischen Probleme zu akzeptieren. Sich irgendwann eingestehen zu müssen: Ja, ich bin psychisch krank.

Auch ich wollte genau das lange nicht akzeptieren. Auch ich bin zunächst ja immer wieder zum Arzt gegangen, um mich doch noch einmal körperlich durchchecken zu lassen, in der Hoffnung, dass sich für die Beschwerden vielleicht eine körperliche Ursache finden lässt. Was aber eben nicht der Fall war.

Dennoch leide ich immer mal wieder unter diversen körperlichen Beschwerden. Mal habe ich Kopf-, mal Bauchschmerzen. Und sehr lange habe ich mir immer wieder gesagt, dass das alles doch nicht von den Depressionen kommen kann, dass da noch etwas anderes sein muss. Ich hatte sogar Angst, dass ich vielleicht einen Tumor habe. Und ich bin deswegen natürlich wieder zum Arzt gegangen, doch der hat nichts gefunden. Ich hatte und habe eben eine Depression, die körperliche Beschwerden verursacht.

Diese ablehnende Haltung gegenüber der Diagnose Depression hängt aber auch mit dem persönlichen Umfeld zusammen. Denn immer wieder, wenn ich von meinen körperlichen Beschwerden erzählte, sagten natürlich auch andere Menschen, ich solle mich mal von einem Arzt gründlich durchchecken lassen. Dass die Beschwerden mit einer

Depression zusammenhingen, habe ich selbst, wie gesagt, lange nicht akzeptiert; ich habe es aber auch nicht gesagt, als ich es bereits wusste. Weil ich ebenfalls sehr schnell gelernt habe, dass die Krankheit Depression gesellschaftlich immer noch nicht anerkannt ist. Ich war überzeugt, dass die Menschen mich für einen Spinner halten würden, wenn ich ihnen zu erklären versuchte, dass meine körperlichen Symptome mit der psychischen Krankheit Depression in Zusammenhang standen, von ihr überhaupt erst ausgelöst wurden. Die Menschen stempeln einen dann sehr schnell als einen „Psycho" ab.

Weil ich es für besser gehalten habe, das Thema gar nicht erst anzuschneiden, hat lange Zeit niemand außer meinen Eltern von der Depression gewusst.

Rabiatas Welt

Rabiata zu einer Patientin: „Haben Sie Fragen zu dem Eingriff morgen?"

Patientin: „Welche Fragen? Ich bin selbst Pflegekraft, ich weiß das alles."

Rabiata: „Ich muss Ihnen aber einmal einen Zugang legen."

Patientin blickt auf die Kanüle in Rabiatas Hand: „Rosa nimmt man nicht, ich nehme nie rosa, ich möchte blau."

Rabiata verdreht die Augen, nimmt die Kanüle und verlässt wortlos das Zimmer.

Clara: Es hilft niemandem, wenn du dich kaputtarbeitest

In der Klinik, an der Clara[6] arbeitet, gibt es inzwischen Hilfs- und Beratungsangebote für Kollegen mit psychischen Problemen. Ansprechpartner, an die Kollegen sich wenden können, wenn sie das Gefühl haben, über etwas reden zu müssen – und man bekommt dort auch ein Feedback. Für die entsprechende Zeit werden die Mitarbeiter sogar von ihrer Arbeit freigestellt.

Leider ist ein solches Angebot nicht die Regel im Gesundheitswesen, und auch Clara war zunächst sehr erstaunt, dass es so etwas tatsächlich gibt.

„Ich war überrascht davon, dass man uns sagte, man möchte ja langfristig etwas von den Mitarbeitern haben."

Dabei ergibt es ja durchaus Sinn, schließlich hilft es niemandem, wenn sich die Kollegen einfach nur kaputtarbeiten, keinerlei Hilfestellung bekommen und dann schließlich immer öfter wegen Krankheit ausfallen. Diese Denkweise hat sich nur leider noch nicht überall durchgesetzt.

OUTING

Wirklich geoutet in Zusammenhang mit meiner Depression habe ich mich erst in dem schon zu Beginn des Buches erwähnten Posting beziehungsweise im Jahr 2021. Das hat vieles verändert, und dennoch ist es bis heute so, dass ich immer mal wieder auf Unverständnis stoße.

Denn meine Depression drückt sich auch darin aus, dass sich meine Stimmung von einem Tag auf den anderen deutlich verändern kann. Da gibt es zum Beispiel den Tag, an dem ich Bäume ausreißen könnte, an dem ich mit Freunden feiern und Spaß haben kann. Aber schon am folgenden Tag will ich dann vielleicht niemanden sehen, sondern einfach nur meine Ruhe haben. Was selbst Menschen nicht nachvollziehen können, die mir nahestehen. Selbst sie fragen mich hin und wieder, was das denn soll, wo wir doch gerade erst so viel Spaß hatten.

Diese Stimmungsschwankungen machen sich auch bei meinen Social-Media-Aktivitäten bemerkbar. Poste ich etwa, dass ich im Urlaub war, oder stelle ein lustiges Video ins Netz, melden sich sehr schnell auch die Hater mit Kommentaren in der Art, dass ich ja so depressiv nicht sein könne, wenn ich in den Urlaub fahre und witzige Videos poste.

Und wenn wir schon vom Leben eines Influencers sprechen, dann muss ich sagen, dass die Depression auch hier Auswirkungen haben kann, an die niemand denkt. Zum Beispiel ist es so, dass ich immer wieder einmal Kooperationen eingehe. Dabei wiederum kann es durchaus vorkommen, dass ich nicht in der Lage bin, eine Deadline einzuhalten, weil mir einmal mehr die Symptome der Depression in die Quere kommen.

Auch dann sagen wieder Menschen, ich solle mich einfach mal zusammenreißen, mich nicht so gehen lassen – nur ist all das etwas, auf das ich wenig Einfluss habe, an dem ich daher auch wenig ändern kann. Zum Glück habe ich ein verständnisvolles Management, und außerdem sind solche nicht eingehaltenen Deadlines eher die Ausnahme als die Regel.

Das Privatleben wird von einer Depression ebenfalls beeinflusst. Wie schon erwähnt, kann sich meine Stimmung von einem Tag auf den anderen vollkommen verändern, sodass ich mich in einem guten Moment mit Freunden verabrede, diese Verabredung dann jedoch wieder absage, weil es mir nicht gut geht. Weil ich dann einfach keine Lust mehr auf andere Menschen habe oder weil mir für den Moment alles vollkommen egal ist.

Natürlich kommen von Freunden dann Aussagen in der Art, dass ich doch einfach mitkommen solle, weil es mir dann bestimmt schnell wieder besser gehe. Das ist gut gemeint, nur sieht die Realität leider anders aus. Die depressiven Gedanken verschwinden nicht einfach, weil ich mich dazu zwingen will oder andere sie vertreiben wollen. Letztendlich aber ist all das nur ein Zeichen dafür, dass das Thema Depressionen bis heute in der Gesellschaft weder bekannt genug noch ausreichend akzeptiert ist.

Erwähnenswert in dem Zusammenhang ist vielleicht noch, wie es überhaupt dazu gekommen ist, dass ich mich und meine Depression via Social Media öffentlich gemacht habe, statt mich zunächst einmal in meinem persönlichen Umfeld zu outen.

Zu diesem Zeitpunkt, also im Jahr 2021, war ich auf TikTok schon recht erfolgreich, hatte eine sechsstellige Zahl an Followern. Diese Follower hatte ich nicht zuletzt durch witzige Videos aus dem Pflegealltag gewonnen. Videos, die ich sehr regelmäßig veröffentlichte.

Nur kam es dann wieder zu einem Punkt, an dem die Depressionen sich stärker bemerkbar machten, also postete ich seltener Videos. Vor allem aber postete ich auch Beiträge, in denen ich im Bett lag und sagte, dass ich immer so müde sei.

Daraufhin kamen dann schnell die ersten Kommentare, in denen mir geraten wurde, am besten zu einem Arzt zu gehen, da ich womöglich unter einem Vitamin-B12- oder einem Eisenmangel leiden würde. Ich erkannte recht schnell, dass die Menschen da draußen etwas merkten. Sie merkten, dass es mir nicht gut ging. Ich wiederum bemerkte, dass das, was sie zu erkennen glaubten, eben nicht der Realität entsprach. Also begann ich mich zu fragen, was ich nun tun sollte.

Hinzu kam noch, dass ich mich gerade (mal wieder) von meinem Freund getrennt hatte und daraufhin allein in den Urlaub in die Türkei geflogen war, um mir darüber klar zu werden, was mit mir los war und wie es nun weitergehen sollte. Dabei entstand dann wieder ein Posting, in dem ich den Leuten mitteilte, dass es mir eben nicht gut ging und ich ständig müde sei, was sie ja bereits kannten. Doch dieses Mal habe ich ergänzt, dass der Grund für all das nicht etwa ein B12- oder Eisenmangel sei, sondern dass sich dahinter eine Depression verberge.

Ich habe dazu dann noch etwas mehr erzählt. Zum Beispiel habe ich beschrieben, welche Symptome ich hatte, und außerdem gesagt, dass es in Wahrheit sehr viele Menschen gibt, die unter einer Depression leiden. Dass ich genau aus diesem Grund mit meinem Outing auch erreichen wolle, dass über das Thema endlich einmal öffentlich gesprochen wird. Weil eine Depression eine Krankheit wie jede andere sei und man Menschen, die darunter litten, nicht einfach abstempeln dürfe. Das war mir gerade vor dem Hintergrund wichtig, dass die Menschen immer denken: So ein erfolgreicher Influencer wie der Metin hat doch bestimmt keine Depression. So etwas betrifft doch nur diese anderen etwas seltsamen Menschen.

Was darauf folgte, waren dann diese unzähligen Rückmeldungen, in denen viele Menschen sich bei mir bedankten dafür, dass ich das Thema angesprochen hatte. Dass ich mich traute, darüber zu sprechen, obwohl es doch immer noch ein Tabuthema war.

Außerdem gab es eine Vielzahl von Kommentaren, in denen Menschen darüber sprachen, dass sie selbst Depressionen hätten, dass sie schon seit Jahren deswegen auch in Behandlung seien. Es gab Kommentare von Personen, die ebenfalls in der Pflege arbeiteten, sich aber nicht trauten, über das Thema Depression zu sprechen, aus Angst, von den Kollegen deswegen abgestempelt zu werden. Am Ende waren es Hunderte von Nachrichten, in denen Menschen über ihre eigenen Depressionen sprachen. Darüber, dass sie in Behandlung waren und Medikamente nahmen.

Das brachte mich schließlich zu der Überzeugung, dass man als öffentliche Person, dass ich als Mensch, der via Social Media in der Öffentlichkeit steht, über das Thema sprechen muss. Weil es eben nicht nur mich, sondern jede Menge Leute da draußen betrifft, die keine öffentliche Aufmerksamkeit erhalten. Ich wollte erreichen, dass die Öffentlichkeit diese Menschen nicht mehr als „Psychos" abstempelt, sondern dass man die Depression endlich als das begreift, was sie ja tatsächlich ist – nämlich eine Volkskrankheit.

Rabiatas Welt

Rabiata: „Welcher Arzt hat eigentlich Dienst?"

Kollege: „Ich glaube, Doktor Dingens."

Rabiata: „Ach, was du nicht sagst. Dann sterben die Patienten heute sowieso. Aber das ist mir inzwischen auch egal."

Mia: Allein mit dreißig aggressiven Patienten

Wie sehr die Arbeit die psychische Gesundheit in Mitleidenschaft ziehen kann, hat Mia[7] am eigenen Leib erfahren: Sie hat ebenfalls in der Psychiatrie gearbeitet und durch die Umstände an ihrer Arbeitsstelle schließlich eine Angststörung entwickelt.

Obwohl Personalmangel herrschte, wurden dort immer mehr Patienten aufgenommen. Diese Patienten wiederum wurden durch die Umstände häufig fremdaggressiv, griffen also andere Menschen an.

Mias Angststörung drückte sich vor allem darin aus, dass sie Panikattacken bekam.

„Diese Attacken kamen wirklich aus dem Nichts, ich konnte sie also nicht einmal bestimmten Situationen oder Vorkommnissen zuordnen. Sie sind einfach immer mal wieder plötzlich aufgetaucht. Ich hatte das Gefühl, dass ich meine Zunge verschlucken könnte, bekam Herzrasen und hatte tatsächlich Angst, dass ich sterben würde."

Mia ist nicht gleich zum Arzt gegangen, sondern hat zunächst einmal versucht, selbst damit fertigzuwerden. Allerdings funktionierte das nicht, was zum Teil daran lag, dass sie auf der Arbeit nicht wirklich aufgefangen wurde, also keinerlei Hilfe bekam. Das wäre wohl auch nur schwer umzusetzen gewesen, denn in der Regel waren nur zwei Pflegekräfte anwesend, die für dreißig dieser überwiegend fremdaggressiven Patienten sorgen mussten. Es gab daher auch kaum Möglichkeiten, sich vor Attacken zu schützen, was die Sache für Mia nur noch schlimmer gemacht hat.

Ich habe während meiner Ausbildung ebenfalls auf einer geschlossenen – oder wie man heute sagt: geschützten – Station gearbeitet. Die Patienten dort durften ohne Begleitung eigentlich gar nichts machen, ihnen wurden auch alle potenziell gefährlichen Gegenstände abgenommen, weil sie sonst eine Bedrohung für sich und andere darstellten.

Ein Problem bestand darin, dass auf dieser Station nicht nur die kompetentesten Ärzte eingesetzt wurden, sondern auch solche mit wenig Erfahrung. Außerdem mussten immer wieder Patienten in Isolierzellen untergebracht und dort fixiert werden, damit sie sich und andere nicht gefährdeten. Nur gab es Patienten, die schließlich wieder losgemacht wurden und sich in den Isolierräumen frei bewegen konnten.

Eines Tages ist einer dieser Patienten von einem Moment auf den anderen komplett ausgerastet. Er hat gegen das Fenster geschlagen, ein ums andere Mal das Bett hochgehoben und es anschließend wieder fallen gelassen. Es war schnell klar, dass der Patient wieder fixiert werden musste. Also wurden Kollegen von anderen Stationen als Unterstützung gerufen.

Der Patient ahnte inzwischen, was gleich mit ihm geschehen würde, und machte sich kampfbereit. Der ebenfalls anwesende Arzt allerdings zählte zur Gruppe der Unerfahrenen. Und er war der Überzeugung, die Situation mit der Macht von

Worten bewältigen zu können. Obwohl er von den deutlich erfahreneren Pflegekräften gewarnt wurde, ging er, begleitet von zwei Helfern, in den Raum – und erhielt umgehend einen Faustschlag mitten ins Gesicht, der ihn zu Boden gehen ließ.

Was soll ich sagen? Ich kann Mias Erfahrungen und Ängste also durchaus nachvollziehen.

Mia ist nach ihrer Panikattacke schließlich doch noch zu einem Arzt gegangen, der ihr Medikamente verschrieben hat. Er hat sie außerdem krankgeschrieben, da es gerade in der Anfangsphase zu einer sogenannten Erstverschlimmerung durch Medikamente wie Antidepressiva kommt.

Zu diesem Zeitpunkt war Mia übrigens erst zwei Jahre in dem Job tätig.

„Ich habe 2019 mein Examen gemacht, 2021 haben dann die Panikattacken begonnen. Mittlerweile geht es mir wieder recht gut, ich bin gerade dabei, die Tabletten zu reduzieren, weil ich von den Medikamenten wieder wegkommen möchte. Denn natürlich gibt es auch bei mir Nebenwirkungen. Mir ist häufig schlecht, und ich bekomme immer wieder einen trockenen Husten."

Mittlerweile arbeitet Mia nicht mehr in der Psychiatrie, sondern auf einer anderen Station an einer Uniklinik. Aber ihr Fall ist ein Beispiel dafür, wie schnell es in der Pflege zu schweren psychischen Problemen kommen kann.

TEIL 2:

Ein ewiger Kampf

Emma: Mobbing von Anfang an

Emma hat vor knapp zehn Jahren ihr Examen gemacht und anschließend zwei Jahre auf der Kinder- und Jugendpsychiatrie gearbeitet, wo sie von den Kollegen massiv gemobbt wurde. Sie sagt, dass sie bis heute keine Ahnung hat, was der Auslöser für dieses Mobbing war. Tatsache sei jedoch, dass unter den Kollegen Absprachen in Bezug auf sie getroffen worden seien.

Es begann mit Vorfällen, die man fast noch als Nebensächlichkeiten abtun könnte. Wenn Emma beispielsweise einen Raum betrat, in dem sich Kollegen aufhielten, haben die sofort ihre Gespräche abgebrochen und das Thema gewechselt. Habe sie selbst einmal etwas gesagt, sei sie umgehend von allen niedergemacht worden, erzählt sie mir.

„Nach rund einem Monat hatte ich schließlich meinen ersten Nachtdienst – in der Notaufnahme. Dort hatte ich allerdings noch nie gearbeitet, und darauf habe ich auch hingewiesen. Während dieser Nachtdienste nun kann es durchaus vorkommen, dass nur ein Arzt aus der Erwachsenenpsychiatrie anwesend ist, der sich jedoch eben nicht wirklich gut mit den Formularen auskennt, die für die Kinder- und Jugendpsychiatrie relevant sind. Natürlich kam es, wie es kommen musste: In genau jener Nacht hatte ein Arzt aus der Erwachsenenpsychiatrie Dienst. Ich bin letztlich einfach nur mitgelaufen, habe mich aber schon gewundert, dass das Eingangsgespräch so oberflächlich gewesen ist."

Zu den Aufgaben im Nachtdienst zählte laut Emma unter anderem, dass Berichte abgeheftet werden mussten, was sie sehr gerne gemacht habe, da sie „ein wenig zwanghaft" sei. Sie habe genau das dann eben auch in jener Nacht getan.

Am nächsten Tag aber erschien sie zum nächsten Nachtdienst – und wurde von den Kollegen „erst mal übelst zur Sau gemacht". Die Stationsleitung warf ihr vor, dass der Arzt sich über sie beschwert hätte, weil sie die Aufnahme schlecht erledigt habe. Worauf sie entgegnete, dass sie dem Arzt ja gesagt hätte, dass sie das noch nie gemacht habe. Man hat ihr die Akten aus der Nacht dann sprichwörtlich vor die Füße geworfen und gemeint, dass sie das gefälligst neu machen solle – man habe nicht gedacht, dass sie so blöd sei. Das sei dann auch der erste Moment gewesen, in dem sie sich gedacht habe, dass hier etwas ganz und gar nicht stimmt.

Tatsächlich hat sie schließlich entdeckt, dass die Papiere gezielt manipuliert worden waren. Es waren Patienten-Unterlagen in völlig falschen Ordnern – Akten, von denen sie weiß, dass sie genau das niemals so gemacht hätte. Weil sie, wie schon erwähnt, etwas zwanghaft ist und ihr das Abheften eben tatsächlich auch Spaß macht, übernimmt sie solche Arbeiten gerne und führt sie dann auch möglichst perfekt aus. Es folgten danach noch weitere solcher Ereignisse.

Alles, was Emma hier berichtet hat, kann ich eins zu eins nachvollziehen. Weil es leider nicht so ungewöhnlich ist, wie wir es uns wünschen würden. Es ist vielmehr fast schon selbstverständlich, dass in der Pflege gemobbt wird. Es ist leider auch fast schon selbstverständlich, dass einige Kolleginnen und Kollegen einen Instinkt dafür haben, wen sie als Opfer für ihr Mobbing auswählen und wie sie dieser Person das Leben schwer machen können.

„Dazu muss ich noch sagen, dass ich ein Cochlea-Implantat trage, umgangssprachlich also eine Hörprothese", ergänzt Emma. „In dem Zusammenhang wurde mir dann auch noch gesagt, dass ich wegen meiner Hörbehinderung ja eigentlich gar nicht auf der Psychiatrie arbeiten dürfe, dass ich eine Gefahr für die Patienten darstelle. Was jedoch nicht der Fall ist,

da ich durch das Implantat ein Sprachverständnis von sechsundneunzig Prozent habe, also wirklich alles verstehe."

Letztlich handelte es sich bei alldem aber vor allem um Scheinargumente, die vor allem dazu dienen sollten, sie rauszuekeln.

„Damals drehte sich das alles allein um mich – doch aus heutiger Sicht weiß ich, dass mein Fall nur einer von vielen war. Denn ich arbeite bis heute in diesem Haus, nur inzwischen eben auf einer anderen Station."

Natürlich bekommt Emma dort immer noch mit, was auf ihrer alten Station geschieht. Und daher ist für sie auch zu erkennen, dass diese Art des Mobbings auf dieser speziellen Station ein Muster darstellt. Wenn dort jemand Neues ins Team kommt, picken die Kollegen sich diese Person heraus, und sie wird quasi bis aufs Blut gemobbt. Entweder hält die neue Kraft so lange durch, bis wieder jemand Neues auf die Station kommt und die Kollegen dann von ihr ablassen, oder sie knickt ein – so wie Emma – und verlässt die Station.

Emma hat damals ziemlich schnell einen Versetzungsantrag gestellt, aber von dem Tag der Antragstellung, bis sie tatsächlich versetzt worden ist, hat es noch viele Monate gedauert. Allerdings hat sie während dieser Zeit nicht durchgehend auf der Station weitergearbeitet. Zum einen hatte sie eine Operation wegen des Cochlea-Implantats, zum anderen war sie wegen psychischer Belastungen infolge des Mobbings krankgeschrieben.

Wie Emma erzählt, bekam sie nämlich Schlafstörungen, litt unter Übelkeit, Erbrechen, Appetitlosigkeit, Rückenschmerzen – die Liste ließe sich schier endlos fortsetzen. Tatsächlich musste sie von den im Endeffekt elf Monaten nur noch sechs Monate wirklich arbeiten. Diese sechs Monate waren jedoch keinen Deut besser als die ersten, denn die Kollegen sind nicht etwa auf die Idee gekommen, dass sie eventuell eine Mitschuld an Emmas psychischen Belastungen und Beschwerden haben könnten, sondern haben das Mobbing knallhart weiter durchgezogen.

Emma erinnert sich noch an einen weiteren Vorfall:

„Ich war während dieser Zeit auch bei einer Stationsfeier, weil ich immer noch die Hoffnung hatte, irgendetwas ändern zu können. Also gab ich mir Mühe, besonders nett zu sein und mich einzubringen, was aber bloß dazu führte, dass ich auf der Feier von einer Kollegin auch noch körperlich bedroht wurde – nur aus Spaß, wie sie sich später zu verteidigen versuchte. Ich fand die Situation jedoch alles andere als witzig.

Eigentlich wollte ich während dieser Feier nur auf die Toilette gehen, woraufhin die Kollegin mir den Weg versperrt hat. Ich erklärte ihr, dass ich einfach auf die Toilette möchte, dass sie mich doch einfach vorbeilassen solle. Worauf sie mit einem ‚Nein!' reagierte und mich fragte, was ich denn nun dagegen machen wolle. Ich versuchte sie mit der Hand zur Seite zu schieben, sie aber packte mich am Ärmel und sagte, dass wir vor die Tür gehen könnten, um die Sache zu klären, und sie mir dort ‚die Fresse einschlagen' werde. So weit kam es allerdings nicht, denn kurz danach verschwand die Kollegin und ging lachend zurück zu ihren schon wartenden Freundinnen. Es war einfach nur ein weiteres Beispiel dafür, dass man damals mit allen Mitteln versucht hat, mir das Leben schwer zu machen."

So etwas würde man vermutlich auf einem Schulhof in der Grundschule noch für normal halten. Nur handelte es sich bei den Kollegen damals, laut Emma, eben um erwachsene Krankenpfleger, und auch Erzieher waren dabei. Alles Menschen, die eigentlich wissen sollten, was sie tun. Vor allem auch Menschen, die ausgebildet waren, anderen zu helfen, und nicht, die psychischen Belastungen anderer unnötig zu verschlimmern.

Natürlich kann man sich nun fragen, ob Emma den Vorfall gemeldet hat und wie es dann weitergegangen ist.

„Der Pflegedirektor war nicht wirklich ein Fan von mir, und zwar unter anderem aus dem Grund, dass ich damals in der Jugend- und Auszubildenden-Vertretung war. Wegen unserer Arbeit in der Vertretung hatte der Direktor immer wieder

Schwierigkeiten bekommen und war in Bedrängnis geraten. Er konnte sich daher sehr gut an mich erinnern, sodass ich von seiner Seite wenig Zuspruch bekam."

Hilfe hat Emma dann schlussendlich vom Betriebsrat bekommen, mit dessen Hilfe ihrem Antrag auf Versetzung dann auch schließlich stattgegeben wurde.

Ich finde es bewundernswert, dass Emma nach all den negativen Erfahrungen nicht aufgegeben hat. Dass sie in der Pflege geblieben ist und auch immer noch in derselben Klinik arbeitet.

Dabei ist Emma nicht einmal die große Ausnahme. Ich treffe immer wieder auf Pflegekräfte, die gemobbt wurden und Schlimmes erlebt haben, aber trotz allem in der Pflege bleiben. Viele Pflegekräfte sind ihrem Beruf, den Patienten und auch dem Arbeitgeber gegenüber so treu, dass sie solche Erfahrungen aushalten und trotz allem nicht gehen. Obwohl sie sich dessen bewusst sind, dass diese Erfahrungen schließlich zu psychischen Erkrankungen führen können.

Rabiatas Welt

Rabiata streift sich beim Betreten des Patientenzimmers einen Gummihandschuh über: „So, wir müssen jetzt ..."

Patientin: „Hilfe, nein, aua, aua ..."

Rabiata: „Patienten, die nicht artig sind, müssen im Himmel die Klos putzen. Wollen Sie das?"

DEPRESSION? QUATSCH: LIEBESKUMMER!

Eines der großen Probleme beim Thema Depression besteht darin, dass die Menschen es nicht verstehen oder nicht verstehen wollen. Sie verstehen nicht, dass Menschen mit einer Depression nicht ständig völlig niedergeschlagen auf ihrem Bett liegen und die ganze Welt verfluchen. Sie verstehen nicht, dass es Depressiven manchmal eben auch gut geht, sie Tage haben, an denen sie die sprichwörtlichen Bäume ausreißen könnten. Deswegen wird die Depression oftmals auch mit Situationen verwechselt, in denen sich auch die Menschen wiederfinden können, die nicht unter einer psychischen Erkrankung leiden.

Die allermeisten Menschen wissen, wie sich Liebeskummer anfühlt. Auch das ist eine Situation, in der ein Mensch die Welt verflucht, alles für falsch und schlecht hält und womöglich sogar Augenblicke hat, in denen ihm das Leben sinnlos erscheint. Aber das hat nichts mit Depressionen zu tun. Wenn man Liebeskummer hat, befindet man sich vielmehr in einer Ausnahmesituation, die sich auf ein bestimmtes Problem bezieht. Nur verblasst dieses Gefühl bei einem psychisch gesunden Menschen nach einer Weile wieder, weil andere Lebensumstände in den Vordergrund treten. Der Liebeskummer verschwindet also nach und nach.

Die Depression jedoch verblasst nicht, sie flackert bestenfalls an manchen Tagen. Ich bin natürlich weder Arzt noch Psychologe oder Psychotherapeut, aber vielleicht kann man eine Depression einem gesunden Menschen am besten beschreiben wie einen Liebeskummer, der sich durch das gesamte Leben zieht und nicht an eine bestimmte Situation oder an eine bestimmte Person gebunden ist.

Eine Depression ist eine Krankheit, die sich über viele Jahre hinzieht und aus der man sich allein nicht befreien kann. Depressive benötigen Medikamente, sie benötigen Therapien, und sie müssen lernen, mit ihrer Depression zu (über)leben.

Das bedeutet allerdings nicht, dass eine einmal entwickelte Depression auf ewig so bleibt, wie sie angefangen hat. Bei mir persönlich sind mit der Zeit vielmehr weitere und bis dahin nicht bekannte Symptome hinzugekommen. So habe ich unter anderem Ängste entwickelt. Und zwar auch Ängste, die sich für manche Menschen fast lächerlich anhören mögen, für mich allerdings wirklich real sind.

So habe ich beispielsweise Angst zu telefonieren. Wobei es aber auch da wieder Unterschiede gibt. Telefoniere ich zum Beispiel mit meiner Familie, ist das völlig okay. Muss ich aber Termine vereinbaren, ist das eine völlig andere Sache. Auch wenn es um scheinbar banale Dinge geht, etwa ein Auto anzumelden – ich kann das einfach nicht!

Wenn mich jemand anruft, dessen Nummer ich nicht kenne, gehe ich nicht ans Telefon, weil ich Angst davor habe, mit einer unbekannten Person sprechen zu müssen. Geht es aber darum, während der Arbeit die Telefone auf den Stationen zu bedienen, ist das kein Problem für mich. In solchen Situationen bin ich nicht die Privatperson Metin, sondern der Pfleger, der in seiner Rüstung – also der blauen Arbeitskleidung – seine Arbeit bestmöglich erledigen will.

Ein weiterer Punkt sind Menschenmengen. Ich kann mich an Zeiten erinnern, in denen größere Ansammlungen von

Menschen für mich keinerlei Problem darstellten. Mittlerweile komme ich mit solchen Situationen jedoch auch nicht mehr klar, weil sie in mir Ängste auslösen.

Eine Zeit lang hatten mich meine Ängste sogar so weit im Griff, dass ich nicht einmal über eine Straße gehen konnte, weil ich mich von den Autos beobachtet fühlte. Also nicht von den Autos an sich, sondern von den Menschen darin. An einem Fußgängerüberweg hatte ich immer das Gefühl, die Menschen, die in ihren Autos auf mich warten mussten, würden mich anstarren. Und das war mir äußerst unangenehm. Inzwischen hat sich diese Angst zum Glück wieder gelegt, aber eine Weile war es wirklich schlimm. So schlimm, dass ich tatsächlich nicht mehr über die Straße gehen konnte.

Eine andere Situation ist die sogenannte Übergabe auf der Station im Krankenhaus. Wenn viele Leute im Raum sitzen und ich berichten soll, was auf Station los war, dann löst auch das Ängste in mir aus. Diese Ängste führen etwa dazu, dass ich mich verspreche oder anfange zu stottern.

Im Rahmen einer Depression entwickeln sich also immer wieder Ängste, die die betroffene Person natürlich überwinden will oder muss. Das macht sie, indem sie sich einmal mehr in Behandlung begibt, sich therapieren lässt. Es handelt sich um einen ständigen Kampf, in dem neben den bekannten auch immer wieder neue Gegner auftauchen, die mit ebenfalls immer neuen Mitteln bekämpft werden wollen und müssen.

Emma: Fünf Meter vor mir stand der Patient mit dem Messer

Dass Emma in diesem Buch gleich mehrfach erwähnt wird, hat gute Gründe. Denn als sie mir von ihren Erlebnissen berichtete, habe ich mehr als einmal sprichwörtlich die Hände über dem Kopf zusammengeschlagen.

So erzählte sie von einem Tag, an dem sie Nachtdienst hatte. Die Klinik war laut und ein recht kleines Haus, es gab dort zu jener Zeit auch keine Rund-um-die-Uhr-Besetzung an der Pforte, und Emmas Station war die einzige, die sich im Erdgeschoss befand. Außerdem war sie an jenem Tag im Nachtdienst allein auf der Station. Ihre einzige Sicherheitsvorkehrung stellte ein „Wegwerftelefon" dar – also ein Telefon mit einem sogenannten Totmann-Schalter. Wenn das Telefon hinbeziehungsweise weggelegt wird, löst das sofort einen Alarm auf den anderen Stationen aus, sodass die Kollegen dort wissen, dass es sich um eine Notsituation handelt, und dann zu Hilfe kommen sollten.

In besagter Nacht dann sei eine Honorarärztin zu ihr gekommen und habe gesagt, dass sie nicht wisse, was sie mit einem Patienten machen solle, der sie gerade mit einem Messer bedroht habe. Emma entgegnete, sie solle doch am besten die Polizei rufen, was sie jedoch nicht wollte. Stattdessen entschied sie, zuerst einmal den Oberarzt zu verständigen. Sie bat Emma, sie zu dem Patienten zu begleiten, und Emma stimmte selbstverständlich zu.

Dann jedoch hat die Ärztin die Tür geöffnet und Emma den Vortritt gelassen. Allerdings ist sie Emma nicht gefolgt, sondern hat die Tür hinter ihr geschlossen!

So etwas ist mir in meiner beruflichen Laufbahn zum Glück noch nie passiert. Ich habe noch nie einen Arzt erlebt, der mir nicht geholfen oder mich gar im Stich gelassen hat, wenn ich ihn brauchte. Und ganz im Ernst: So eine Ärztin braucht, glaube ich, wirklich niemand.

„Ich wusste in dem Moment noch nicht einmal, wo sich der bewaffnete Patient genau befand. Allerdings entdeckte ich ihn dann sehr schnell, er stand nämlich rund fünf Meter entfernt mit dem Messer in der Hand vor mir, war total nervös. Er brüllte herum, und ich erkannte umgehend, dass er massiv unter Drogeneinfluss stand, seine Pupillen waren riesig."

Emma ergänzte, dass der Mann faktisch noch gar nicht aufgenommen worden war. Er war mit seiner Mutter und seiner Schwester in die Klinik gekommen, um wegen seiner Drogenprobleme behandelt zu werden. Mutter und Schwester standen auch in diesem Augenblick noch in seiner Nähe, unternahmen aber keinen Versuch, ihm das Messer abzunehmen.

Später sollte sich herausstellen, dass der Mann alkoholisiert und komplett mit Amphetaminen zugedröhnt war. Die Ärztin hatte sich jedoch zunächst geweigert, ihn aufzunehmen, da sie ihn nicht als selbst- oder fremdgefährdend einstufte. Daraufhin hatte der Mann das Messer gezogen. Man könnte wohl sagen: Klarer Fall von Fehldiagnose.

Schließlich wagte die Ärztin sich nun doch wieder aus dem Raum, in dem sie sich versteckt hatte, und versuchte auf den Patienten einzureden. Die Situation entspannte sich dadurch jedoch nicht, sie kochte vielmehr immer weiter hoch. Schließlich bat Emma die Ärztin, nun doch wirklich die Polizei zu rufen.

Sie selbst ist dann weiter auf den Patienten zugegangen. Er stand dort zwar immer noch mit dem Messer in der Hand, aber sie hatte nicht das Gefühl, dass er ihr sie wirklich angreifen wollte. Also hat sie ihn gefragt, ob er nicht vielleicht erst mal etwas trinken möchte, er habe doch sicherlich Durst. Der Mann bat dann tatsächlich um Wasser, das sie ihm auch holte.

In der Zwischenzeit hatte die Ärztin die Polizei informiert. Die Wache befand sich zum Glück nur wenige Straßen von der

Klinik entfernt, sodass die Polizei das Gebäude schon in dem Moment stürmte, als Emma gerade die Flasche Wasser für den Patienten geholt hatte. Der Mann wurde schnell überwältigt.

Rückblickend erscheint es Emma heute, als wäre die Situation gar nicht so krass gewesen, was vor allem daran liegt, dass sie seitdem noch ganz andere Dinge erlebt hat, die ihr deutlich gefährlicher erschienen sind als der verwirrte Patient mit dem Messer in der Hand.

Doch einen Tag nach dem Vorfall erlitt sie eine erste Schwindelattacke und musste sich krankmelden. Schließlich hat der Chefarzt sie gefragt, ob er ihr irgendwie helfen könne. Er hat Emma an einen Psychiater verwiesen, der sich mit Traumatherapie auskannte. Dieser Psychiater war außerdem spezialisiert auf Mitarbeiter von Krankenhäusern. Tatsächlich setzte sich nahezu sein komplettes Patienten-Klientel aus Krankenhaus-Mitarbeitern zusammen, die Traumata zu bewältigen hatten. Was noch einmal sehr deutlich zeigt, wie groß das Thema der psychischen Belastungen in der Pflege ist.

Rabiatas Welt

Rabiata im Gespräch mit einer Patientin: „Machen Sie sich keine Sorgen, meine Liebe, alles wird wieder gut."

Rabiata nach dem Verlassen des Zimmers: „Die hat doch 'nen Dachschaden! Hat nur Verstopfungen und heult die ganze Zeit rum, als hätte sie irgendeine unheilbare Krankheit. Die soll einfach ein paar Zimmer weiter gehen – dann weiß sie, was krank bedeutet!"

EINE KAMERA IST KEINE MENSCHENMENGE

Ich möchte noch etwas zum Thema Ängste sagen, beziehungsweise muss ich es klarstellen, bevor jemand fragt, wie es denn sein kann, dass ich während der Übergabe im Kollegenkreis Panik bekomme, während ich mich doch mit meinen Videos öffentlich und vor Hunderttausenden zur Schau stelle.

Dazu kann ich nur sagen, dass beide Situationen für mich etwas völlig Unterschiedliches sind. Denn dass ich meine Videos online stelle, bedeutet ja nicht, dass ich sie vor einem riesigen Publikum aufnehme. Tatsächlich ist es in der Regel so, dass ich während der Aufnahme allein bin. Ich nehme mich also mit der Kamera auf, ohne dass mir dabei irgendjemand zuschaut. Wenn sich dann Menschen die fertigen Videos ansehen, hat das im Endeffekt nichts mehr mit mir persönlich zu tun, weil die eigentliche Arbeit in der Abgeschiedenheit und Anonymität erfolgt ist. Müsste ich die Videos live vor Publikum aufnehmen, würde ich wohl in Panik geraten und den Dreh abblasen.

Leider führt meine Bekanntheit aber zu einem ganz anderen Problem. Oft gehen die Menschen, die mich aus meinen Videos kennen, davon aus, dass sie auch die Person Metin kennen. Nur ist der TikTok-Metin eben nicht mit der privaten Person Metin identisch. In den Videos bin ich lustig und drehe manchmal regelrecht durch, aber privat bin ich eben doch ein eher ruhiger Typ. Was dann immer wieder auch mal missverstanden werden kann.

Als ich nach dem Erscheinen meines ersten Buches Signierstunden gegeben hab, war das übrigens ein überraschend geringes Problem, und zwar aus gleich mehreren Gründen. Zum einen bin ich nie allein zu diesen Terminen gegangen, sondern hatte immer Menschen dabei, die mir ein Gefühl der Sicherheit gegeben haben. Zum anderen wusste ich ziemlich genau, was auf mich zukam. Ich wusste vor allem, dass zu diesen Signierstunden eigentlich nur Menschen kommen würden, die mich mochten und denen das gefiel, was ich machte. Ich musste nicht damit rechnen, dass dort jemand auftauchen würde, um mich öffentlich niederzumachen, also fühlte ich mich bei diesen Auftritten in der Öffentlichkeit sicher.

Was einmal mehr aber auch ein Beweis dafür ist, dass es bei Depressionen und deren Begleiterscheinungen keine Regeln gibt, die sich verallgemeinern lassen. Manchmal habe ich Angst vor Menschenmengen, und manchmal habe ich keine Angst, mich vor vielen Menschen in der Öffentlichkeit zu zeigen. So einfach und gleichzeitig so kompliziert ist es eben.

Insgesamt möchte ich damit auch sagen, dass man als depressive Person versuchen sollte, sich seinen Ängsten zu stellen – so schwer das zunächst auch erscheint. Man muss einfach an sich arbeiten, muss versuchen, ein besseres Selbstbewusstsein zu entwickeln. Und man muss auch daran arbeiten, sich selbst anzunehmen, sodass man schließlich sagen kann: „Okay, ist halt so, das bin ich, mit allen meinem Macken. Wenn es mir nicht gut geht, dann geht es mir eben nicht gut, und das ist nichts Verwerfliches." Genau das kann ich mittlerweile auch.

Natürlich würde ich mir wünschen, ich wäre so fit wie andere, die nicht mit Depressionen zu kämpfen haben.

Natürlich würde ich mir wünschen, diese Energie zu haben – aber ich habe sie eben nicht. Diese Akzeptanz ist sehr wichtig, um seine Depression, den Burn-out oder welches psychische Leiden es auch immer ist, anzunehmen und dann schrittweise an der Bewältigung zu arbeiten.

Das gilt in meinem speziellen Fall auch für den Umgang mit den Hatern in den sozialen Medien. Früher bin ich mit ihnen und dem von ihnen verbreiteten Hass überhaupt nicht klargekommen. Heute sieht das anders aus. Weil ich nämlich inzwischen auch weiß, dass ich ohne die Hater gar nicht so weit gekommen wäre, dass ich mich also nicht oder erst viel später geoutet hätte. Außerdem härtet einen der ständige Umgang mit dem Hass, der einem online entgegenschlägt, nach einer Weile auch ab.

Trotzdem ist es immer noch so, dass mich manche Kommentare wirklich verletzen, denn genau wie jeder andere Mensch habe auch ich wunde Punkte. Manchmal trifft ein Kommentar genau einen solchen Punkt, und dann tut das auch sehr weh. Zum Beispiel komme ich mit Kommentaren, die sich um die Frage drehen, ob ich vielleicht wieder zugenommen habe, gar nicht klar. Denn das ist eines der wiederkehrenden Probleme meines Lebens: Ich nehme ab, dann wieder zu – es ist ein ewiger Kreislauf.

Daher ist es für mich deutlich schlimmer, wenn mich jemand auf mein Gewicht anspricht, als wenn mich jemand online in der Form hatet, dass ein Video vielleicht absolut nicht lustig sei. Es ist mir auch egal, wenn sich jemand darüber ereifert, wie ich als türkischer Mann überhaupt auf die Idee komme, mit einer Langhaarperücke als Schwester Rabiata vor die Kamera zu treten – so etwas ist mir wirklich vollkommen gleichgültig, es trifft mich nicht. Aber das Gewicht – vermutlich hätte ich das gar nicht erwähnen sollen, weil so eine Äußerung den Hatern natürlich wieder Futter gibt und sie nun wissen, wie und mit was sie mich treffen können. Aber was soll's ...

Luis: Dreißig Jahre aufgeopfert, dann mit Breakdown in die Psychiatrie

Luis hat mir von einem besonders ungewöhnlichen Fall berichtet: Bei diesem Fall geht es um eine Intensiv-Krankenschwester, die in der Psychiatrie aufgenommen wurde. Am zweiten Tag nach ihrer Aufnahme lief die Frau extrem nervös vor dem Dienstzimmer auf und ab. Außerdem hat sie Luis und seine Kollegin beobachtet, während die beiden im Dienstzimmer saßen.

An dem Tag gab es recht wenig zu tun, deshalb hat Luis' Kollegin etwas gestrickt. Der Patientin beziehungsweise Intensiv-Schwester ist daraufhin regelrecht der Kragen geplatzt, und sie hat die beiden beschimpft: Sie seien eine Schande für die Krankenpflege, würden ihre Arbeit nicht richtig machen. Es gebe schließlich Menschen im Krankenhaus, die ihre Hilfe bräuchten, während sie einfach faul im Dienstzimmer säßen und strickten.

Luis' Kollegin hat daraufhin nachgefragt, was die Frau denn brauche. Sie hat sie auch darauf hingewiesen, dass sie beide ja da seien und dass man sie jederzeit ansprechen und um Hilfe bitten könne, wenn die denn benötigt werde.

Ihre heftige Reaktion war aber vor allem eine Folge des massiven Breakdowns, den die Frau erlitten hatte. Sie arbeitete seit nahezu dreißig Jahren als Intensivpflegerin und war einfach völlig überfordert und überlastet. Auf ihrer Intensivstation hatte sie fünf Patienten allein versorgen müssen, inklusive Reanimationen, was ja auf einer Intensivstation durchaus an der Tagesordnung sein kann.

Dazu ergänzt Luis noch, dass diese Frau keinen Einzelfall darstelle. Es habe immer wieder Patienten aus der Krankenpflege gegeben, manche seien sogar schon während der Ausbildung gekommen. Sie alle hätten infolge der beruflichen Belastung psychische Erkrankungen entwickelt, etwa De-

pressionen bekommen. Oft werde die berufliche Belastung noch ergänzt von einer ohnehin schwierigen Situation im Privatleben, was schließlich das Fass zum Überlaufen bringt.

All das kann ich unterschreiben. Auch ich habe auf der Intensivstation gearbeitet, und ich habe dort diese erfahrenen Krankenschwestern erlebt, die sich für ihren Job regelrecht aufopfern. Für sie ist es absolut undenkbar, auch nur einen Moment untätig herumzusitzen; sie finden immer etwas zu tun. Nur werden diese Schwestern eben auch älter, und irgendwann kommt der Punkt, an dem ihnen alles über den Kopf wächst und sie mit den Veränderungen im Job nicht mehr mitkommen, bis sie schließlich vollkommen durchdrehen. Sieht eine solche psychisch völlig erschöpfte Schwester dann etwa eine strickende Pflegekraft, kann sie das einfach nicht ertragen. Weil sie es nur so kennt, dass man sich immer Arbeit sucht, auch wenn es, objektiv betrachtet, nichts Dringendes zu tun gibt.

Rabiatas Welt

Rabiata kommt in ein Zimmer, in dem ein Patient panisch nach Atem ringt und ein Pflegeschüler ratlos danebensteht.

Pflegeschüler: „Ich weiß nicht, was ich tun soll."

Rabiata: „Nun mal ganz ruhig. Was genau geschieht denn hier gerade?"

Pflegeschüler: „Na, der Patient erstickt."

Rabiata: „Und was genau hast du in einem solchen Fall zu tun?"

Patient windet sich erstickend.

Rabiata: „Nun warten Sie mal einen Moment. Ich mache hier gerade eine Schüleranleitung, nicht so ungeduldig."

Patient blickt panisch zu den Pflegekräften.

Rabiata in aller Ruhe zu dem Pflegeschüler: „Wir wenden in so einem Fall den Heimlich-Griff an. Du umschließt von hinten den Brustkorb und drückst kräftig."

Rabiata wendet den Griff an, der Patient hustet einen Fremdkörper aus und beschwert sich, dass alles so lange gedauert hat, während er zu ersticken drohte.

Rabiata: „Nun werden Sie mal nicht frech. Sonst zeige ich den Schülern mal, wie man bei Männern einen Katheter legt."

WENN AUS BELASTUNG ÜBERLASTUNG WIRD – PSYCHISCHE ERKRANKUNGEN UND PRÄVENTION

Psychische Belastungen sind der Anfang – bessert sich die Situation jedoch nicht, dann steuert der psychisch belastete Mensch häufig direkt auf die psychische Erkrankung zu. Diese Krankheiten haben in der jüngeren Vergangenheit deutlich zugenommen, weil auch die Auslöser dieser Krankheiten heute quasi zu unserem Alltag zählen, allen voran der Stress. Stress allerdings entsteht nicht nur dadurch, dass wir ständig auf Hochtouren arbeiten. Stress entsteht auch dadurch, dass unsere moderne Welt uns Menschen deutlich mehr fordert, als das bei früheren Generationen der Fall war. So fordern immer neue Technologien vom Menschen auch immer neue Anpassungsprozesse, die wiederum Stress bedeuten. Die schöne neue Welt der sozialen Medien setzt gerade junge Menschen ebenfalls unter Druck, weil sie ständig das Gefühl haben, mithalten zu müssen und nichts verpassen zu dürfen.

Was daraus folgt, dafür stehen erschreckende Zahlen: So geht man davon aus, dass in der Europäischen Union nicht weniger als 50 Millionen Menschen von Depressionen, Erschöpfungszuständen und Suchterkrankungen betroffen sind[8]. Da im Jahr 2022 rund 447 Millionen Menschen in der EU lebten, leiden im Umkehrschluss gut zehn Prozent der Europäer an solchen Beschwerden und Erkrankungen.[9]

Doch obwohl es sich also um rund jeden zehnten Europäer handelt, werden seelische Nöte und Erkrankungen bis heute tabuisiert. Mehr noch: Sie gelten als eine persönliche Schwäche des oder der Betroffenen, und jede Form von Schwäche wiederum gilt als etwas, was ein Mensch nicht zeigen sollte, schon gar nicht bei der Arbeitsstelle. Das wiederum führt schließlich dazu, dass ein psychisch erkrankter Mensch sich unverstanden fühlt, was nun auf der anderen Seite auch die Genesungschancen mindert.

Gerade in der Pflege geht die Liste der Folgen aber noch weiter. Denn auch hier beeinflusst die psychische Erkrankung natürlich das Wohlbefinden und die körperliche Gesundheit der Pflegekraft – sie beeinträchtigt aber auch die Qualität der Patientenversorgung, denn eigentlich braucht es gerade für eine auch psychisch so anspruchsvolle Arbeit unbedingt ausgeruhte, ausgeglichene Kräfte.

Dazu ist noch zu sagen, dass sich die Lage in Sachen psychische Gesundheit eigentlich positiv entwickelt hat – Betonung auf eigentlich. Denn ab dem Jahr 2002 gab es in dieser Hinsicht erstmal nur positive Nachrichten. Einen Knick verzeichnete man erstmals im Jahr 2008, als die Wirtschafts- und Finanzkrise die Schlagzeilen beherrschte. Den nächsten sehr großen Einbruch stellte das Jahr 2020 dar, als Corona das Leben der Menschen einschneidend verändert hat.[10] Dabei allerdings handelt es sich nicht nur um einen Knick, gerade Corona hat die Lage in Sachen psychischer Erkrankungen deutlich verschärft, und letztlich haben wir uns davon bis heute nicht vollständig erholt.

PSYCHISCHE ERKRANKUNGEN TEIL 1: DEPRESSION UND BURN-OUT

Unter dem Überbegriff der psychischen Erkrankung verbirgt sich eine Vielzahl von unterschiedlichen Leiden. Zu den häufigsten zählen dabei die Depression, der Burn-out sowie Panikattacken, Angst- und Essstörungen. Meiner Erfahrung nach wissen die wenigsten Menschen, was genau sich denn hinter diesen Begriffen verbirgt, wie sich die Erkrankungen zeigen und welche Erscheinungsformen sie umfassen. Darum hier eine kurze Erläuterung besagter Krankheiten:

DEPRESSION

Die Depression ist eine ernste Erkrankung und zugleich eine der am häufigsten gestellten Diagnosen. Problematisch an ihr ist vor allem, dass fast jeder Mensch schon einmal Symptome dessen erlebt hat, was eine Depression ausmacht. Nur meist eben sehr kurz und vorübergehend. Wir alle kennen Tage, an denen wir nichts finden, über das wir uns freuen können, an denen alles grau erscheint und wir niedergeschlagen sind. Manchmal erleben wir das Wetter als deprimierend, manchmal deprimiert uns die Arbeit, und manchmal empfinden wir auch Situationen im Privatleben als deprimierend.

Doch die Depression im medizinischen Sinne ist etwas völlig anderes als solche vorübergehenden Stimmungstiefs oder Momente der Niedergeschlagenheit. Denn in der Medizin ist die Depression laut der Deutschen Depressionshilfe „eine ernste Erkrankung, die das Denken, Fühlen und Handeln der Betroffenen tiefgehend beeinflusst, mit Störungen von Hirn- und anderen Körperfunktionen einhergeht und erhebliches Leiden verursacht".[11] Hinzu kommt, dass Menschen mit einer solchen Depression nicht die Fähigkeit haben, sich selbst von ihren negativen Gedanken zu befreien oder sich aus der Antriebslosigkeit herauszuholen.

Zudem kann sich eine Depression in einer Vielzahl unterschiedlicher Symptome ausdrücken. Sie können etwa auch dazu führen, dass der Mensch sich schlechter konzentrieren kann, dass das Selbstvertrauen schwindet oder Schlafstörungen aufkommen. Die Reaktionsfähigkeit kann zurückgehen, es kann zu Appetitlosigkeit kommen – und letztlich haben Erkrankte vielleicht sogar den Wunsch, einfach alles zu beenden, sich das Leben zu nehmen.[12] Die Depression kann also tatsächlich eine tödliche Krankheit sein.

Problematisch daran ist außerdem, dass die Depression sich häufig in Zusammenhang mit Beschwerden zeigt, die meist gar nicht mit dem Begriff in Verbindung gebracht werden. Dazu zählen Magen-Darm-Beschwerden ebenso wie Herzrhythmusstörungen, ein Druckgefühl in Hals oder Brust, Schwindelgefühle, Gedächtnisstörungen und manchmal auch ein Rückgang der sexuellen Lust.

Das alles zeigt sehr deutlich, wie ernst eine Depression ist. Für die Diagnosestellung kommt erschwerend hinzu, dass die Depression häufig kein dauerhafter Zustand ist. Nicht selten verläuft die Krankheit in Phasen, sodass die Betroffenen an einen Punkt kommen, an dem sie denken, es gehe ihnen wieder gut, das Thema sei erledigt. Manchmal ist das sogar tatsächlich der Fall, und die Depression verschwindet wieder. Aber „manchmal" bedeutet eben auch, dass das beileibe nicht immer so ist.

Wichtig ist es grundsätzlich, eine Depression behandeln zu lassen. Denn Ärzte oder Psychologen können anhand feststehender Kriterien durchaus feststellen, ob sich hinter den Beschwerden wirklich eine Depression verbirgt oder nicht. Die Behandlung an sich unterscheidet sich dann je nach Schwere der Erkrankung: Sie kann eine Psychotherapie und/oder auch eine medikamentöse Behandlung umfassen.

BURN-OUT

Ein Burn-out ist eine der wenigen Erkrankungen, bei denen schon die Bezeichnung genau sagt, worum es geht. Denn der englische Begriff Burn-out bedeutet übersetzt ja nichts anderes als „ausgebrannt". Und das ist genau das, was die Erkrankten empfinden. Sie sind völlig erschöpft, haben das Gefühl, dass die alltäglichen Belastungen ständig an ihnen zehren, und bleiben am Ende dann eben innerlich vollkommen ausgebrannt zurück.

Den Begriff hat in den 1970er-Jahren der amerikanische Psychotherapeut Herbert Freudenberger geprägt. Und wenn man sich anschaut, wie er dazu kam, wird auch deutlich, wie wenig sich in den inzwischen gut fünfzig Jahren verändert hat. Denn Freudenberger wollte mit dem Begriff das beschreiben, was gerade Menschen in pflegenden und helfenden Berufen spüren.[13] Er hatte erkannt, dass speziell Ärzte und Pflegekräfte sich häufig sehr intensiv um ihre Patienten kümmerten, bis sie dann selbst völlig am Ende waren, sich kraftlos und antriebslos fühlten.

Inzwischen hat sich der Begriff des Burn-outs allerdings weit über die Grenzen der Pflegeberufe hinaus verbreitet. Heute wissen wir, dass jeder Mensch einen Burn-out erleiden kann, und zwar nicht nur, wenn er oder sie sich für andere vollkommen aufopfert. Zu einem Burn-out kann es immer dann kommen, wenn wir uns von den alltäglichen Anforderungen überfordert fühlen.

Ein Burn-out wird nicht als eigenständige psychische Erkrankung eingestuft, erhöht aber das Risiko, an einer anderen zu erkranken, und tritt auch häufig in Verbindung mit weiteren seelischen Erkrankungen wie der Depression auf.

Was man ebenfalls wissen sollte: Zu einem Burn-out kommt es nicht von heute auf morgen, er entsteht und verstärkt sich langsam.

Herbert Freudenberger hat vor diesem Hintergrund ein Zwölf-Stufen-Modell des Burn-outs entwickelt, das beschreibt, wie sich die Symptome entwickeln und schließlich verstärken:[14]

Phase 1 besteht darin, dass der Mensch einen Zwang verspürt, sich zu beweisen. Er ist außerdem regelrecht begeistert von seiner Arbeit, hat hohe Erwartungen an sich selbst, übersieht aber bereits seine Grenzen und stellt auch schon die eigenen Bedürfnisse zurück.

Phase 2 stellt Freudenberger unter die Überschrift „besonderer Einsatz". Der Mensch arbeitet freiwillig mehr, übernimmt gerne neue Aufgaben und spürt dabei auch ein Gefühl der Unentbehrlichkeit.

Phase 3 stellt die Vernachlässigung eigener Bedürfnisse in den Mittelpunkt. Es wird außerdem verstärkt zu Kaffee, Zigaretten oder anderen Aufputschmitteln gegriffen, es kommt manchmal zu Schlafstörungen.

Phase 4 beschäftigt sich mit der Verdrängung von Konflikten und Bedürfnissen. Es werden Termine vergessen, die Arbeit wird ungenauer, es treten Schwächegefühle auf. Etwaige Hobbys werden aufgegeben.

Phase 5 wird mit „Umdeutung der Werte" überschrieben. Nun kommt es zu einer Abstumpfung und auch zu Aufmerksamkeitsstörungen. Private Kontakte werden gemieden, und auch in der Partnerschaft kann es zu Störungen kommen.

Phase 6 führt zu einer verstärkten Verleugnung von Problemen. Der Mensch ist desillusioniert und hat das Gefühl, nicht genügend Anerkennung zu bekommen. Auf der Arbeit zeigt sich ein Zustand, der oft als innere Kündigung beschrieben wird. Der Betroffene fehlt öfter, kommt zu spät zur Arbeit.

Phase 7 steht für Rückzug. Die Person leidet unter dem Gefühl von innerer Lehre und Hoffnungslosigkeit. Das wird versucht, mit Ersatzbefriedigungen wie Alkohol, Drogen oder auch Glücksspiel zu bekämpfen.

Phase 8 bringt nun deutliche Verhaltensänderungen mit sich. Der Mensch zeigt Selbstmitleid, versinkt in Einsamkeit. Bei der Arbeit wird nur noch Dienst nach Vorschrift gemacht.

Phase 9 ist gekennzeichnet durch den Verlust des Gefühls für die eigene Persönlichkeit. Die Person fühlt sich abgestorben, funktioniert nur noch wie ein Automat. Dazu verstärken sich psychosomatische Beschwerden.

In Phase 10 folgt die innere Leere. Ein Gefühl des Abgestorbenseins wechselt sich ab mit starken schmerzhaften Emotionen. Die Ersatzbefriedigungen steigern sich ins Exzessive, soziale Kontakte flachen weiter ab.

Phase 11 umfasst Depression und Erschöpfung. Der Mensch ist hoffnungslos, will eigentlich nur noch schlafen. Hinzu kommen nun auch Selbstmordgedanken.

Phase 12 schließlich stellt den völligen Burn-out dar. Nun ist die körperliche und auch geistige beziehungsweise emotionale Erschöpfung lebensgefährlich geworden. Das Immunsystem ist angegriffen, es kommt zu Herz-Kreislauf- oder auch Magen-Darm-Erkrankungen. Die Selbstmordgedanken sind zu einer wirklichen Selbstmordgefahr geworden.

Liest man sich die Liste dieser Phasen durch und verinnerlicht sie, dann sollte für jeden und jede klar sein, dass so ein Burn-out eine nicht zu unterschätzende Gefahr für das Leben der betroffenen Person darstellt. Wer selbst an sich entsprechende Symptome feststellt, die dann über Wochen oder gar Monate hinweg anhalten, sollte möglichst schnell handeln und einen Arzt aufsuchen. Nur der kann nämlich wirklich diagnostizieren, ob sich dahinter eben besagter Burn-out, eine Depression oder eine andere psychische Erkrankung verbirgt.

Emma: Allein mit Vergewaltigern und Pädophilen

Emma hat bereits von der Nacht erzählt, in der sie dem bewaffneten Patienten gegenüberstand. Sie hat in dem Zusammenhang auch gesagt, dass ihr diese Situation rückblickend gar nicht mehr so schlimm erscheint, weil sie in der Zwischenzeit noch ganz andere Dinge erlebt hat.

Damit meint sie vor allem, dass ihrer Erfahrung nach die Patienten immer gefährlicher werden, vor allem in der Psychiatrie. So behandeln Emma und ihre Kolleginnen etwa immer mehr Straftäter. Da gibt es dann vielleicht Patienten mit pädophilen Tendenzen oder jemanden mit Vergewaltigungen im Strafregister. Dafür bekommt Emma nicht mal eine Gefahrenzulage, was mich ziemlich überrascht hat, denn ich kenne es nur so, dass auf Stationen mit Vergewaltigern und anderen Straftätern eine Gefahrenzulage selbstverständlich ist.

Viel schlimmer ist laut Emma jedoch, dass das Sicherheitssystem in vielen Häusern kaum mehr als ein Witz ist. Immer wieder kommt es etwa vor, dass sich auch Drogenabhängige und Obdachlose Zugang zu den Gebäuden zu verschaffen versuchen. Sie wissen, dass es neben den normalen Zugängen auch Lieferanteneingänge gibt.

Ich habe selbst schon erlebt, dass Obdachlose versuchen, sich Zugang zu Krankenhäusern zu verschaffen. Viele von ihnen – und auch Drogenabhängige – wurden schon einmal in einer Klinik behandelt, es ist für sie also bekanntes Terrain. Vor allem, wenn es draußen wieder kälter wird, versuchen sie dort Unterschlupf zu finden. Sie möchten auch gern wieder stationär aufgenommen werden, weil sie wissen, dass es drinnen warm ist, dass es dort ein bequemes Bett und nicht zuletzt Essen gibt.

Viele dieser Patienten konsumieren nicht nur Drogen, sondern halten auch den Kontakt zu ihren Lieferanten beziehungsweise Dealern aufrecht. Diese Dealer wissen inzwischen ebenfalls Bescheid, wie sie in bestimmte Bereiche gelangen und wo sie Drogen für ihre Kunden deponieren können. Natürlich wissen Mitarbeiter davon, und natürlich kontrollieren sie die bekannten Punkte, aber sie können eben nicht immer überall sein. Vor allem, wenn man etwa im Nachtdienst mal wieder allein ist, was natürlich dann auch diejenigen erfahren, die ihre Drogen an die Kunden bringen wollen.

Solche zusätzlichen Belastungen sorgen dafür, dass Emma während des Nachtdienstes immer angespannt ist. Sobald sie ein ungewöhnliches Geräusch hört, hat sie sofort den Alarm in der Hand, den sie ohnehin ständig mit sich führt. Es ist eine schwierige Situation. Und Emma ist ihr nicht einmal oder vielleicht zweimal ausgesetzt, sie erlebt all das ständig.

Vor diesem Hintergrund mag sich manch einer fragen, warum Emma den Job immer noch macht. Emmas Antwort darauf ist ganz einfach:

„Weil ich trotz all der negativen Begleitumstände meinen Job immer noch liebe. Ich liebe die Arbeit mit den Patienten, ich liebe auch die Arbeit mit den Sozialarbeitern oder den Psychotherapeuten."

Hinzu kommt dann noch, dass es inzwischen an Krankenhäusern ja immer wieder auch Fortschritte beziehungsweise Weiterentwicklungen gibt. Ich habe mich etwa kürzlich mit einem Kollegen an einer anderen Klinik unterhalten. Er erzählte mir, dass man dort darauf hinarbeite, die Klinik zu einem Selbsthilfekrankenhaus umzuformen. Dass also Patienten, die schon länger dort sind, zu Mentoren für andere Patienten werden.

Emma selbst macht inzwischen eine Weiterbildung zur Stationsleitung. Wenn sie damit fertig ist, will sie auf ihrer Station die Vier-Tage-Woche einführen – um eben die Arbeitsbedingungen für die Kollegen zu verbessern.

„Bei all den Problemen, die es in der Krankenpflege gibt, ist es zum Glück immer noch so, dass man selbst versuchen kann, die Situation zu verbessern – und genau das ist meine Motivation."

Für diese Einstellung kann ich Emma nur bewundern. Wir brauchen mehr Emmas in der Pflege.

Rabiatas Welt

Eine frisch examinierte Schwester ruft einen Arzt an: „Hallo, äh, ich bin die Schwester von der Station drei. Ein Patient braucht, äh, Schmerzmittel, weil der, äh, Schmerzen hat. Können Sie bitte ..."

Rabiata ruft den Arzt an: „Hallo Martin. Wie ich bereits vorhergesagt habe, reichen die sechshundert Milligramm Ibuprofen nicht aus. Wenn du nicht sofort etwas anderes anordnest, kannst du selbst da alle fünf Minuten reingehen und die Patientin beruhigen. Die heult mir nämlich ständig die Ohren voll. Ich kann's nicht mehr hören, und ich habe noch genügend andere Dinge zu tun. Also mach!"

WIE ES BEGINNT: AUSLÖSER IN DER AUSBILDUNG

Alles hat einen Anfang. Das gilt auch für die psychischen Probleme, die sich schließlich bei einem Menschen zeigen, speziell in den Pflegeberufen.

Der Druck beginnt meist schon, wenn sich die Person entscheidet, einen Beruf in der Pflege auszuüben, und eine entsprechende Ausbildung beginnt. In der Berufsschule, wo die theoretischen Grundlagen vermittelt werden, gibt es eine Regel, dass für die Auszubildenden nur eine gewisse Anzahl an Krankheitstagen zur Verfügung steht. Sie dürfen also nur x Tage krank sein und auf keinen Fall länger. Den Azubis wird klar und deutlich gesagt, dass sie nicht zu viele Fehlzeiten oder Krankheitstage haben dürfen, denn sonst werden sie gar nicht zur Prüfung zugelassen. Das ist auf der einen Seite natürlich verständlich, denn wer ständig krank ist, bekommt auch weniger von dem Schulstoff mit, ist also quasi schlechter ausgebildet. Auf der anderen Seite bedeutet es für die Auszubildenden eben sehr viel Druck und Stress.

Warum das so ein schwieriges Thema ist, wird deutlich, wenn man sich vor Augen führt, dass die Auszubildenen ab ihrem ersten Praxiseinsatz in einem Krankenhaus zwangsläufig mit kranken Menschen beziehungsweise sehr vielen Viren, Bakterien und Pilzen in Kontakt kommen. Das Immunsystem wiederum ist auf all das noch gar nicht vorbereitet und muss sich erst einmal daran gewöhnen. Dieser erste Einsatz sieht für viele Auszubildende daher so aus, dass sie rund eine Woche auf einer Station arbeiten und danach krank werden. Mal bekommen sie Fieber, mal eine Magen-Darm-Grippe, oder sie müssen sich einfach erbrechen. Kein Wunder, ist doch der geballte Kontakt mit Krankheitserregern für ihren Körper vollkommen neu.

Doch schon in dieser frühen Phase der Ausbildung beginnt es, dass den Azubis gesagt wird, sie sollen bloß aufpassen im Hinblick auf ihre Fehlzeiten. Und danach geht es in diesem Stil weiter, etwa wenn Einsätze auf Infektions-Stationen anstehen, auf denen der Körper erneut mit einer Vielzahl ungekannter oder ungewohnter Krankheitserreger konfrontiert wird. Nicht selten werden die Azubis von Vorgesetzten gezwungen, trotz Schnupfen oder Husten am Arbeitsplatz zu erscheinen, was dann zu einer neuen Stufe der psychischen und physischen Belastung führt. Und natürlich schleppen sich die Auszubildenden dann auch zur Arbeit, weil sie inzwischen schon zur Genüge den Satz gehört haben, dass sie nicht zur Prüfung zugelassen werden, wenn sie zu oft gefehlt haben.

Hinzu kommt, dass sich die meisten Auszubildenden in einer psychisch nicht einfachen Situation wiederfinden, weil sie zum ersten Mal in ihrem Leben ständig mit Menschen zu tun haben, die sich selbst in einer sehr schwierigen Phase befinden. Beispielsweise mit Patienten, die bereits wissen, dass sie bald sterben werden. Oder sie werden mit Patienten konfrontiert, die gerade erst eine sehr schlimme Diagnose bekommen haben und von den unerfahrenen Azubis nun Trost oder Unterstützung erwarten. Obwohl die Auszubildenden gerade erst am Anfang stehen, wird von ihnen – auch vonseiten der Vorgesetzten – schon therapeutisches Wissen und Verständnis erwartet oder gar verlangt. Dabei sind das Situationen, die einen jungen Menschen sehr stark fordern und an die man sich erst einmal gewöhnen muss.

Die Möglichkeit, mit anderen – etwa an der Pflegeschule – über die eigenen Erfahrungen zu sprechen, besteht dagegen kaum. Die Auszubildenden lernen also schon sehr früh das Gefühl kennen, überfordert zu sein, und auch, dass sie mit dieser Erfahrung alleingelassen werden.

Dass niemand über das Erlebte spricht, hat allerdings auch einen anderen Grund: Inzwischen haben die Auszubildenden wahrscheinlich schon Sätze zu hören bekommen wie den, dass sie sich vielleicht einen anderen Job suchen sollten, wenn sie mit der Situation überfordert sind. Es wird schlichtweg erwartet, dass die Auszubildenden funktionieren, und niemand macht sich Gedanken darüber, dass so ein Azubi ja ausgebildet werden muss, dass Auszubildende erst einmal lernen müssen.

Das gilt aber nicht nur für die Lehrkräfte an der Pflegeschule. Auch auf den Stationen selbst gibt es wenig Hilfe und Unterstützung. Zwar haben alle Pflegekräfte eine Ausbildung durchlaufen, doch auf den Stationen treffen die aktuellen Azubis häufig auf Kollegen, die all das offensichtlich schon vergessen haben. Vielmehr sind sie schon so viele Jahre dabei, dass sie eine Art Tunnelblick entwickelt haben. Das führt dazu, dass sie einerseits nicht mehr emotional auf die Patienten reagieren und andererseits nicht verstehen, warum bestimmte Situationen die Azubis so sehr berühren. Nach dem Motto: Wenn es mir nichts ausmacht, dass der Patient stirbt, dann hat es dem Azubi auch nichts auszumachen.

Für viele Auszubildende beginnt nun auch schon die Phase, in der sie abends nach der Arbeit nach Hause kommen und sich Gedanken darüber machen, ob sie überhaupt für diese Arbeit geeignet sind. Sie fragen sich jedes Mal, wenn sie krank geworden sind, ob sie wirklich zu Hause bleiben können ober ob sie sich nicht besser doch zur Arbeit schleppen, um keine Probleme zu bekommen.

Nicht zu vergessen bei alldem ist außerdem der Umstand, dass es sich bei den Azubis in der Regel um sehr junge Menschen handelt. Sie sind gerade erst aus der Schule gekommen, haben ein paar Praktika absolviert und wollen natürlich auch mal mit Freunden ausgehen und Spaß haben. Doch in der Pflege ist das nicht so ohne Weiteres möglich; auch die Azubis müssen schon mal zehn, elf Tage hintereinander arbeiten. Das Privatleben muss also schon sehr früh der Arbeit untergeordnet werden.

Das hat natürlich wieder Auswirkungen auf die Psyche: Neben den (über)fordernden Aufgaben auf den Stationen kommt nun noch hinzu, dass die Azubis traurig werden, weil sie ja wissen, dass da draußen das Leben der anderen jungen Menschen ohne sie weitergeht. Dass gefeiert wird, während sie selbst sich für die Arbeit, die Kollegen und die Patienten aufopfern. Das mag sich für Außenstehende vielleicht banal anhören, aber es macht etwas mit einem jungen Menschen, immer wieder zu erleben, dass man nicht auf die Party gehen kann, auf der alle guten Freunde unbeschwert abfeiern.

Mancher mag sich an dieser Stelle vielleicht fragen, wie sich dieses Problem denn lösen ließe. Schließlich kennt wohl jeder den Satz, dass Lehrjahre keine Herrenjahre sind, dass es also vollkommen normal ist, Azubis härter ranzunehmen.

Sicher, das ist eine Sicht der Dinge. Ich sage aber, dass ein großer Teil der Lösung darin bestehen würde, die Pflegekräfte auf Stationen, die mit Azubis arbeiten, entsprechend vorzubereiten und zu schulen. Es sollte dort also keine Schwester Rabiata geben, der die Azubis vollkommen egal sind. Stattdessen sollten die Pflegekräfte, die dort arbeiten, wissen, wie sie mit den Azubis umzugehen haben. Sie sollten ihnen die Ängste nehmen und natürlich auch mal Hilfestellung leisten.

Tatsächlich gibt es so etwas. Es gibt die Praxis-Anleiter, und früher gab es sie sogar auf jeder Station. Heute sind es meist freigestellte Praxis-Anleiter, die von Station zu Station wandern und sich um die Azubis kümmern.

Aber eben weil es diese Anleiter gibt, sagen sich sehr viele Kolleginnen und Kollegen: „Ich bin ja keine Praxis-Anleiter*in. Ich habe zwar eine Schülerin an meiner Seite, aber das ist mir egal, weil sich darum ja die Praxis-Anleiterinnen zu kümmern haben." Natürlich ist das eine vollkommen falsche Einstellung. Denn auch wenn du keine Praxis-Anleiterin bist, musst du sensibel sein und versuchen, deinen Schülern etwas beizubringen.

Man müsste die Kollegen also besser schulen und ihnen sagen: „Wenn eine Auszubildende auf die Station kommt, hat jeder Verantwortung für diese Schülerin." Jeder Mitarbeiter muss bestimmte Verhaltensregeln und etwas über die richtige Kommunikation lernen, damit eben jeder weiß, wie mit Schülern in verschiedenen Situationen richtig umgegangen wird.

Vor allem, und das ist ein sehr wichtiger Punkt, muss man sich dabei auch auf die Generation der aktuellen Auszubildenden einstellen. Viel zu häufig wird ignoriert, dass sich die Generationen und deren Haltung beziehungsweise Einstellung verändern. Es ist heute eben nicht mehr so, dass Auszubildende ihr komplettes Leben aufgeben wollen, wenn sie sich für einen Beruf entscheiden und in die Arbeitswelt eintreten. Die Auszubildenden von heute gehören zu einer Generation, die sehr viel mehr als früher auf sich selbst achtet und bei der das Privatleben einen viel höheren Stellenwert genießt.

Heute möchten die Menschen eine ausgewogene Work-Life-Balance haben, und sie möchten nicht zehn Tage am Stück durcharbeiten. Früher wurden die Menschen darauf gedrillt zu arbeiten, zu arbeiten und zu arbeiten. Ihnen wurde eingetrichtert, dass es eben nichts Wichtigeres gebe, als zu arbeiten und möglichst viel Geld zu verdienen. Heute ist das anders, und das Unverständnis für dieses Umdenken führt immer wieder dazu, dass die älteren Kollegen behaupten, die Schüler von heute seien ja einfach faul. Früher habe man sich nicht getraut, einfach mal Nein zu sagen.

Glücklicherweise fließen diese Veränderungen langsam bereits in die Ausbildung mit ein. Es wird also heute bereits gelehrt, dass es durchaus möglich und sogar ratsam ist, Nein zu einer Anweisung zu sagen, wenn man gerade ohnehin schon sehr viel zu tun hat. Dass ein Auszubildender also sagt: „Tut mir leid, ich muss gerade noch dies und das machen, deshalb schaffe ich das andere gerade nicht."

Lukas: Kein anderer Beruf verleiht so viel Macht über Menschen

Wenn wir von Mobbing reden und davon, dass sich gerade in der Pflege immer wieder Menschen auch von ihrer asozialen Seite zeigen, dann muss man laut Lukas in dem Zusammenhang noch einen Faktor erwähnen, der viel zu wenig Beachtung findet: Kein Beruf verleiht einem Menschen so viel Macht über andere, wie es in der Pflege der Fall ist. Mit der Folge, dass die unsozialen Verhaltensweisen natürlich immer wieder auch Patienten treffen.

In der Kinderkrankenpflege sei das besonders fatal, meint Lukas. Denn Kinder können sich selbst nicht für ihre Rechte einsetzen. Wenn die Eltern nicht da sind, gibt es niemanden, der den Pflegekräften Vorschriften machen kann. Tatsächlich gibt es Kollegen, die diese Situation ausnutzen, indem sie dem Kind Belohnungen wie Süßigkeiten vorenthalten oder sogar eine Mahlzeit streichen. Die Kollegen, die ihre Macht so ausüben, haben Lukas' Meinung nach allerdings selbst psychische Probleme. Ein geistig gesunder Mensch würde so etwas sicher nicht tun.

BEGRAPSCHT – ABER NIEMANDEN HAT ES INTERESSIERT

Während meiner Ausbildung habe ich mich nicht getraut, Nein zu sagen, wenn ich aufgefordert wurde, doch irgendwo einzuspringen. Die Schüler heute hingegen trauen sich, wie gesagt, schon öfter, zu sagen, dass sie es nicht einsehen, nun auch noch dies oder das machen zu müssen, wenn sie ohnehin schon alle Hände voll zu tun haben. Nur stoßen sie damit immer wieder auf Unverständnis oder auch Ablehnung der älteren Kollegen, die sich genau das nicht getraut haben. Man kann sich leicht vorstellen, dass es für die Auszubildenden belastend ist, sich gegen derartige Kritik wehren müssen.

Ein Beispiel: Eine Pflegeschülerin wollte nicht mehr in ein bestimmtes Patientenzimmer gehen, allerdings hat sie nie jemand nach den Gründen gefragt, und schließlich wurde sie trotzdem in genau dieses Zimmer geschickt. Im selben Moment hörte eine Kollegin etwas aus dem Zimmer und war überzeugt, die Schülerin hätte sich dem Patienten gegenüber frech verhalten. Auch diesmal wurde nicht hinterfragt, warum die Schülerin sich so benommen hatte; niemand hat sich dafür interessiert, was tatsächlich geschehen war.

Die Kollegin hat also nicht etwa die Schülerin gefragt, was denn los sei, sondern ist stattdessen direkt zur Stations- und Pflegedienstleitung gegangen: Man habe da eine Schülerin, die sich unmöglich benehme, man wolle diese Schülerin nicht mehr haben. Dieses Gespräch wiederum hat dann eine weitere Kollegin mitbekommen, die der Schülerin prompt via Instagram schrieb, dass sie morgen bei Dienstantritt wohl ein Gespräch erwarte, weil man mitbekommen habe, dass sie frech zu einem Patienten gewesen sei.

Dass so ein Kontakt via Insta eine unfassbar dumme Idee war, davon will ich hier gar nicht erst reden. Die Schülerin war auf jeden Fall von der Nachricht so erschüttert, dass sie die ganze Nacht nicht schlafen konnte und am nächsten Morgen völlig verheult auf der Station erschienen ist.

Ich hatte damals gerade Nachtdienst gehabt und fand die Schülerin weinend an einem Tisch vor. Als ich sie gefragt habe, was denn eigentlich los sei, hat sie mir die Geschichte mit der Insta-Nachricht erzählt. Vor allem aber beschwerte sie sich darüber, dass man sie überhaupt nicht gefragt habe, was eigentlich los sei.

Auf meine Nachfrage erzählte sie mir schließlich, was in dem Patientenzimmer geschehen war: Der Patient hatte sie angefasst und ihr gesagt, wie schön sie sei. Als sie den Mann aufforderte, damit aufzuhören, hat der sich davon nicht beirren lassen, sondern sie einfach weiter begrapscht. Das wiederum führte schließlich dazu, dass die von der Situation völlig überforderte Schülerin dem Patienten eine freche Antwort gab. Und genau das hat die Kollegin gehört, die nichts von den Vorgängen in dem Zimmer wusste. Auf meine Frage, warum sie darüber mit niemandem geredet habe, antwortete sie, dass sie dazu nicht einmal eine Chance gehabt habe. Niemand hatte sie gefragt, was denn in dem Zimmer vorgefallen war.

Im Endeffekt wusste sie einfach nicht, wie sie mit alldem umgehen sollte. Sie hatte auch Angst, das Geschehene zu melden, weil sie nicht wollte, dass es wegen ihr „Stress" gab.

Nachdem wir zunächst unter vier Augen gesprochen hatten, kamen schließlich noch weitere Kollegen hinzu, die ihr erneut zu verstehen gaben, dass da noch einiges auf sie zukommen werde. Natürlich konnten diese Kollegen noch nicht wissen, was die Auszubildende mir eben erst erzählt hatte. Als sie und ich den anderen dann erklärten, was sich wirklich zutragen hatte, waren erst einmal alle baff. Und sie sagten auch Dinge wie: „Du hättest doch mit uns reden können", oder: „Warum bist du nicht auf uns zugekommen?"

Doch im Endeffekt beschreibt diese Situation sehr genau das Problem: Als Auszubildende(r) wirst du von oben herab behandelt. Im Zweifel fragt niemand danach, was sich wirklich zugetragen hat, ob die Schuld womöglich bei einer ganz anderen Person zu suchen ist. Dabei hatte in diesem Fall – und in vielen anderen Fällen auch – die Auszubildende recht.

Das erkannten schließlich auch die Ärzte und die erfahrenen Pflegekräfte. Sie wiesen den Patienten zurecht und sagten ihm, dass sein Verhalten nicht toleriert werden würde. Danach war Ruhe, und die Schülerin musste das Patientenzimmer nie wieder betreten. Aber genau so, wie es in diesem Fall begonnen hat, macht man schließlich seine Schüler schon zu Beginn ihres beruflichen Werdeganges kaputt.

Neben dem praktischen Teil der Ausbildung gibt es auch einen theoretischen. In der Berufsschule müssen wir sehr viel lernen, es gibt Prüfungen, es gibt Klausuren. Das Gute: Innerhalb eines sogenannten Schulblocks haben Auszubildende die Wochenenden frei, weshalb sich die meisten Azubis auch auf diese Phasen freuen.

Überraschenderweise gibt es an den Pflegeschulen sehr viele Lehrer/Dozenten, die selbst gar keine Ausbildung als

Pflegekraft absolviert haben. Mal kommen sie aus dem Rettungsdienst, mal sind es Psychologen. Das muss natürlich nicht zwingend etwas Schlechtes sein, aber ich erinnere mich noch gut daran, dass einige dieser Dozenten in die Klasse kamen, ohne überhaupt zu wissen, welchen Beruf wir denn überhaupt erlernten. Es gab Dozenten, die mit der Überzeugung zu uns kamen, wir machten eine Ausbildung als Rettungssanitäter.

Manchmal kamen auch Ärzte, um uns zu unterrichten – die uns gleich deutlich machten, dass wir ja nur Pflegekräfte seien und sie entsprechend etwas Besseres. Auch so etwas macht junge Menschen in der Ausbildung natürlich nicht zufriedener, bekommen sie so doch vermittelt, eine Arbeitskraft zweiter Klasse zu sein. Bereits in dieser frühen Phase des Berufsweges fehlt also bereits die Anerkennung.

Hinzu kommt, dass in der Schule die Stoffe vollkommen anders vermittelt werden, als es später in der Praxis tatsächlich gehandhabt wird. So lernen wir in der Schule, wie ein Verbandswechsel zu machen ist, dass dabei vor allem Sterilität ein wichtiger Faktor ist. Außerdem werden einem bestimmte Techniken beigebracht, wie man einen Verband richtig anlegt. Später kommt man als Auszubildender dann auf eine Station und möchte das Erlernte natürlich möglichst perfekt umsetzen. Doch schnell erfährt man von den ausgelernten Pflegekräfte, dass man das so ja gar nicht machen kann, dass einem dafür schlicht die Zeit fehlt. Die Schüler werden also in der Praxis sofort als dumm oder nervig abgestempelt.

In der schulischen Ausbildung wird von einem Idealfall ausgegangen, doch die Realität auf den Stationen ist von vielen verschiedenen Faktoren geprägt, vor allem auch durch Personalmangel. So kommt es, dass in der Praxis eben die Sterilität nicht mehr den Stellenwert bekommt, den sie im Sinne der Patienten eigentlich einnehmen müsste.

Wagen nun Auszubildende, die Pflegekräfte auf den Stationen darauf hinzuweisen, dass die nicht so arbeiten, wie es sein sollte, dann gibt es sofort Kontra in der Form von: „Du willst mir doch wohl nicht vorschreiben, wie ich meine Arbeit zu machen habe?" Manche Kollegen haben dann sehr schnell die Nase voll von den Auszubildenden, weil sie diese mehr oder weniger nur als Störfaktoren ansehen, die die eingefahrenen alltäglichen Abläufe behindern. Kaum jemand denkt etwas weiter und sagt sich, dass die Azubis womöglich recht haben. Dass mit den Patienten tatsächlich nicht so umgegangen wird, wie es eigentlich der Fall sein sollte.

Viele Schwestern verhalten sich dann wie unsere Rabiata und zeigen den jungen Kollegen sehr deutlich, dass sie nicht erwünscht sind, beziehungsweise dass sie nur dann geduldet werden, wenn sie sich und ihre Arbeitsweise quasi versklaven lassen. Die eigenen Gefühle sind dabei völlig irrelevant: Wenn du müde oder traurig bist, dann ist ihr das egal, es interessiert sie einfach nicht. Auch etwaige Fragen werden nicht beantwortet. Es geht nur noch darum, dass die Auszubildenden möglichst reibungslos funktionieren. Man kann sich leicht vorstellen, dass das psychische Probleme begünstigt.

Emma: Eine besondere Gattung

Kinderkrankenschwestern sind eine besondere Gattung, da sind Emma und ich völlig einer Meinung. Solche Persönlichkeiten findet man in der Erwachsenenpflege nicht. Diese Besonderheiten allerdings können sich sehr unterschiedlich ausdrücken, zum Beispiel in der Form, dass die Schwestern sehr genau und penibel sind, dass sie immer alles absolut richtig und perfekt machen wollen.

Es gibt aber auch andere Fälle: Kollegen, die einem das Gefühl geben, sie würden gewissermaßen auf einem Treppchen stehen. Sie vertreten die Meinung, dass die Kinderkrankenpflege über der Erwachsenenpflege steht, und zeigen das auch deutlich. Ihr Argument: Kinder seien deutlich spezieller, weshalb man auf unzählige Details achten müsse.

Wenn ich während meiner Ausbildung auf eine solche Station gekommen bin, kam dort erst mal die Frage, ob ich denn die Ausbildung für die Kinder- oder die Erwachsenenkrankenpflege mache. Da war es schnell klar, dass die Antwort „Erwachsenenpflege" nicht erwünscht war. Denn wer diese Antwort gab, wurde fortan auf der Station wie der letzte Dreck behandelt. Das war so, und das ist heute auch immer noch so.

Das ist noch einmal ein weiteres Beispiel dafür, dass Probleme wie etwa das Mobbing schon in der Ausbildung beginnen. Schon relativ zu Beginn kann es vorkommen, dass man aus Gründen, die man selbst vielleicht noch gar nicht erkennen kann, von den Kollegen schlecht behandelt oder einfach nicht beachtet wird. Da trifft man auf Personen, die einen schlicht und einfach versklaven, die erwarten, dass Auszubildende einfach jeder Anordnung Folge leisten. Was die Auszubildenden – ich kann es nicht oft genug sagen – zusätzlich mental belastet, die gerade noch dabei sind, mit neuen Erfahrungen wie der Schichtarbeit klarzukommen.

WENN FASSUNGSLOSIGKEIT AUF EMOTIONSLOSIGKEIT TRIFFT

Eine Auszubildende war zum ersten Mal damit konfrontiert, dass ein Patient gestorben war. Sie war völlig aufgelöst, konnte gar nicht aufhören zu weinen. Die Reaktion der Kollegen: keine!

Es hat die ausgelernten Kollegen nicht interessiert, was mit der Auszubildenden los war, es war ihnen vollkommen egal. Deren Emotionen stellten kaum mehr als eine Störung der eingefahrenen Tagesabläufe dar. Mehr noch: Die junge Kollegin musste auch mit in die Prosektur, also die Leichenhalle. Niemand ist auf die Idee gekommen, dass das an diesem Tag und in diesem Zusammenhang vielleicht keine gute Idee war. Die Sache wurde einfach bis zum Ende durchgezogen. Auch danach hat niemand das Gespräch mit der jungen Kollegin gesucht, geschweige denn versucht, sie zu beruhigen oder gar zu trösten.

Natürlich mag sich nun mancher fragen, was denn die Lösung für solche Fälle wäre, wo doch überall Unterbesetzung herrscht und die Kollegen ohnehin bis an ihre Grenzen belastet sind.

Die Lösung wäre meiner Meinung nach tatsächlich sehr einfach: Auf den Stationen, auf denen Auszubildende eingesetzt werden, sollten immer die schon erwähnten Praxis-Anleiterinnen anwesend sein, die nötige Hilfestellung geben. Mit ihrer Unterstützung könnten die Schüler auf den Stationen lernen, das umzusetzen, was ihnen in der Schule theoretisch vermittelt wird.

Früher gab es drei verschiedene Ausbildungsberufe in der Pflege: Allgemeine Krankenpflege, Altenpflege und Kinderkrankenpflege. Die aber wurden inzwischen zusammengelegt, sodass es heute nur noch eine Ausbildung gibt, die alle drei Bereiche umfasst. Man muss also heute in drei Jahren das lernen, was vorher drei verschiedene Ausbildungen waren, die insgesamt neun Jahre umfasst hätten. Das bedeutet auch, dass die Ausbildung heute im Einzelnen nicht mehr so sehr in die Tiefe geht wie früher.

So werden beispielsweise auf einigen Schulen heute keine lateinischen Begriffe mehr beigebracht, sondern ausschließlich die deutschen. Dummerweise ist auf den Stationen alles mit den lateinischen Begriffen beschrieben, wodurch es für die Auszubildenden zu Verständnisproblemen kommt. Dort heißt es dann eben nicht Oberarmfraktur, sondern Humerusfraktur – was solche Schüler natürlich nicht wissen, weil es ihnen niemand beigebracht hat. (Auf der anderen Seite gibt es immer noch auch Schulen, die den Auszubildenden die lateinischen Begriffe beibringen, sodass die Ärzte und Pfleger nicht wissen, was sie als bekannt voraussetzen dürfen.)

Tatsächlich begegnet man heute Auszubildenden im dritten Lehrjahr, die noch immer nicht wissen, was eine Tachykardie ist, also ein beschleunigter Puls (umgangssprachlich: Herzrasen). Während meiner Ausbildung, die ja nun auch noch keine Ewigkeit her ist, wurden uns diese Fachbegriffe schon in den ersten Wochen der Ausbildung beigebracht.

Hinter der Zusammenlegung der Ausbildungen – und dem daraus entstandenen Chaos – verbirgt sich der Versuch der Regierenden, eine Lösung zu finden, um mehr Menschen in

Pflegeberufe zu bekommen und so den Fachkräftemangel zu beseitigen. Die Folgen erleben wir heute auf den Stationen: Die Ausbildung geht nicht mehr so sehr in die Tiefe, und die Auszubildenden werden nicht wirklich umfassend auf den Beruf vorbereitet, was auf allen Seiten zu Überforderung führt. Die Azubis fühlen sich überfordert, weil auf den Stationen etwas von ihnen erwartetet wird, was ihnen niemand beigebracht hat. Die ausgelernten Kräfte fühlen sich überfordert, weil sie neben ihrer eigentlichen Arbeit noch das vermitteln müssen, was eigentlich Aufgabe der Pflegeschulen wäre. Die Folge ist eine Art Dauerstress für alle Beteiligten.

Das wiederum wäre vermutlich ein geringeres Problem, wenn es auf den Stationen genügend Menschen gäbe, die menschlich geblieben sind. Nur fehlen die eben viel zu häufig, sodass die Pflegeschüler sich schlecht behandelt fühlen, niemand sich um ihre Probleme kümmert oder mit ihnen redet. Die Azubis bekommen kaum Möglichkeiten, einmal anzusprechen, was sie stört, was ihnen Probleme bereitet.

Im Normalfall sind solche Gespräche wichtig, und sie sind auch notwendig. Aber die ausgelernten Kollegen nehmen sich für so etwas keine Zeit, es interessiert sie nicht.

Diejenigen, die sich um all das kümmern, sind dann wieder die Praxis-Anleiter, von denen viele ihre Arbeit wirklich sehr gut machen. Nur bringt das eben nichts, wenn sie nur einmal in der Woche zur Verfügung stehen und die Azubis an den restlichen Wochentagen mit Kollegen zusammenarbeiten müssen, die sich nicht für ihre Probleme interessieren und die Pflegeschüler auch nicht ernst nehmen.

Hinzu kommt oft, dass die Regeln von Station zu Station abweichen. Wenn ein Azubi in der Frühschicht von sechs bis vierzehn Uhr eine Pause machen will, sagt vielleicht eine Kollegin: „Nein, du darfst jetzt keine Pause machen", und eine andere meint: „Natürlich darfst du deine Pause machen." Nimmt der Azubi dann die dreißigminütige Pause, die ihm ja zusteht, wird trotzdem von ihm erwartet, dass er nicht einfach Pause macht, sondern nebenher bereitstehst, wenn es irgendwo klingelt.

Emma: Nimm die Sche**se aus den Ohren!

Wenn Emma von ihrer Ausbildung berichtet, dann erzählt sie von einer Zeit, die für sie ein einziger Albtraum war. Denn Emma war schon immer schwerhörig, und zu jener Zeit trug sie noch ganz normale Hörgeräte. Schon damals wurde ihr vorgeworfen, sie sei im Beruf nicht voll einsatzfähig, da sie wegen ihres fehlenden Richtungshörens etwa nicht sagen könne, aus welchem Raum ein Monitorgeräusch komme. Das stelle eine Gefahr dar, sie stelle eine Gefahr dar und solle daher einfach nicht in diesem Beruf arbeiten.

Auf der anderen Seite wirkten auf Emma wiederum manche Kolleginnen in der Pädiatrie sehr klischeehaft.

„Bei diesen Frauen musste alles möglichst pink sein. Sie trugen ellenlange Fingernägel mit Glitzerlack, hatten dazu immer ihre teure Handtasche dabei, und auf dem Tisch stand die Handcreme parat. Die Unterhaltungen untereinander passten ebenfalls dazu, denn eigentlich redete man ausschließlich über Schuhe und eben Fingernägel."

Emma war dieses Verhalten fremd, dafür war und ist sie nicht der Typ. Sie hat sich zum Beispiel erst mit Mitte zwanzig zum ersten Mal überhaupt geschminkt.

Wenn sie damals während der Pause merkte, dass das Gespräch einmal mehr in diese Richtung ging, ist sie aufgestanden und hat gearbeitet, hat irgendwelche Sachen geputzt oder aufgeräumt, einfach weil ihr das deutlich lieber war, als noch einmal den in ihren Augen sinnlosen Gesprächen zuhören zu müssen. Genau das war von den Kolleginnen aber nicht gerne gesehen. Offenbar hatten sie das Gefühl, dass Emma sich nicht einfügen wollte.

Das alles führte schließlich zu einer sehr seltsamen Situation ...

*„Gemeinhin werden Hörgeräte nicht als besonders schmückend angesehen. Weil ich nun aber auch keinen Schmuck trug, habe ich mir zum Abitur Strasssteine in die sogenannten Passstücke einsetzen lassen – also in jene Teile des Gerätes, die Außenstehende sehen. Das ähnelte auf den ersten Blick einem Piercing, war aber eben keines. Bei der Übergabe schaute mich dann die Praxis-Anleiterin an und sagte in einem pikierten Tonfall: ‚Du weißt aber schon, dass du die Sche**se aus den Ohren nehmen musst!?' Worauf ich erst einmal etwas verwirrt mit einem ‚Was?' reagierte, da ich keine Ahnung hatte, wovon sie gerade sprach.*

*Die Antwort lautete, ich wisse doch ganz genau, wovon sie rede. Ich solle sie nicht ver**schen, denn sie sehe doch, dass ich Piercings in den Ohren trage. Woraufhin ich ihr wahrheitsgemäß erklärte, dass es sich nicht um Piercings, sondern eben um die Passstücke meines Hörgeräts handelte.*

*Das machte sie nun richtig wütend, und sie schrie mich regelrecht an, ich solle sofort die Sche**se aus den Ohren nehmen.*

Ich habe dann tatsächlich die Hörgeräte herausgenommen und vor ihr auf den Tisch gelegt. Was sie dazu sagte, weiß ich leider nicht, da ich es nicht hören konnte. Ich habe nur gesehen, wie sie wild herumgestikulierte und schließlich aus dem Raum stürmte."

Wenn ich Emma von dieser Situation erzählen höre, geht mir vor allem durch den Kopf, wie vollkommen unprofessionell die Praxis-Anleiterin regiert hat. Aber wie auch immer: Emma hat daraufhin die Geräte wieder eingesetzt und die Kollegen gefragt, was denn gerade gesagt wurde. Die Antwort war, dass die Praxis-Anleiterin erklärt habe, sie wolle nun zur Schulleitung gehen.

Tatsächlich erschien der Schulleiter kurz darauf auf der Station und fragte Emma, was denn eigentlich los sei. Also hat sie es ihm erklärt und ihm auch die mit Strasssteinen verzierten Passstücke gezeigt. Schließlich ist der Leiter gemeinsam mit der Praxis-Anleiterin in einem Raum verschwunden, wo er sie übelst zusammengeschrien hat. Obwohl Emma schlecht hört, konnte sie ihn noch auf dem Flur verstehen. Das Gespräch war also wirklich sehr laut.

Schließlich kamen beide gemeinsam aus dem Raum und stellten sich vor Emma. Der Schulleiter fragte die Praxis-Anleiterin, ob die ihr vielleicht etwas sagen wolle. Diese gestandene Frau von damals schon Ende fünfzig stand mit gesenkten Schultern vor Emma, sagte leise: „'tschuldigung", und ging.

Ein wirkliches Happy End ist daraus allerdings nicht geworden. Die Praxis-Anleiterin hat Emma vielmehr in der Folge einfach ignoriert, sie hat also keine Anleitung für den Einsatz erhalten.

Letztlich hat die Frau nichts wirklich verstanden und auch ihren Fehler nicht eingesehen. Diese Praxis-Anleiterin hat meiner Meinung nach null Kompetenz, null Einfühlungsvermögen und null Ahnung, wie man mit Azubis spricht. Das alles ist inzwischen schon einige Jahre her, und heute sind Piercings übrigens erlaubt.

Leider wurde Emma nicht nur auf dieser einen Station gemobbt. Emma berichtete mir auch von Strafarbeiten auf anderen Stationen, wo sie zum Beispiel die Rollen der Nachtschränke mit einer Zahnbürste reinigen musste.

Und man ist nicht nur mit ihr so umgegangen. In einer anderen Situation sind die Schüler in der Form verarscht worden, dass man ihnen sagte, die Maschine für die Steckbecken sei kaputt, weshalb sie die Becken nun mit der Hand spülen müssten.

„Wir standen da dann zu dritt oder zu viert und haben zu-

sammen gelitten. Wir haben auch schon Urinflaschen mit der Hand spülen müssen. Geholfen hat bei alldem allein der Umstand, dass man eben nicht allein war. Dass man sich sagen konnte, dieses Mobbing ist nicht auf dich als Person gerichtet, es geht allen so. Wir waren am Ende regelrecht eine eingeschworene Gemeinschaft, die gegen die Examinierten bestehen und sich durchsetzen musste. Natürlich haben wir immer wieder auch versucht, uns zu wehren – manchmal mit mehr, manchmal mit weniger Erfolg."

Wenn man so mit den Auszubildenden umgeht, muss man sich nicht darüber wundern, dass viele ihre Ausbildung vor dem Examen abbrechen. So erzählte mir Emma, dass ihr Kurs mit mehr als dreißig Auszubildenden gestartet ist, nach sechs Monaten allerdings acht schon wieder abgesprungen waren. Die Gründe dafür seien unterschiedlich gewesen: Einige seien mit den schulischen Anforderungen nicht fertiggeworden, andere hätten gemeint, dass sie diesen Job nicht überleben würden.

Emma fragt sich bis heute manchmal, warum sie sich durch das alles durchgebissen hat.

„ZUSÄTZLICH“ IST EINE WUNSCHVORSTELLUNG

Grundsätzlich sollten Schüler auf den Stationen „zusätzlich" eingeplant sein. Sie sollten also die möglichst vollzählige Besetzung ergänzen und so eben auch etwas lernen können. Tatsächlich ist es heute aber in der Regel so, dass Schüler schlicht und einfach als vollwertige Arbeitskraft eingesetzt werden. Weil der Personalmangel häufig gar keine andere Lösung zulässt, sind sie also nicht auf der Station, um etwas zu lernen, sondern im Arbeitseinsatz.

Womit wir einmal mehr bei der hohen Belastung sind, die nicht selten zu dauerhaften psychischen Problemen führt. Bereits während der Ausbildung bekommt man kaum einmal die Möglichkeit, in der Pause dreißig Minuten lang wirklich zur Ruhe zu kommen. Vielmehr wird auch von den Azubis erwartet, dass sie quasi ständig zur Verfügung stehen und eingesetzt werden können. Das macht sich auch noch nach dem Ende der eigentlichen Arbeitszeit bemerkbar, wenn man nach Hause kommt und vom Dienst so erledigt ist, dass man sich erst mal schlafen legt.

Ich habe schon erzählt, zu welchen Problemen das bei mir geführt hat, und den jungen Kollegen geht es nicht anders: Man schläft – zum Beispiel nach einer Frühschicht – etwas länger als eigentlich geplant, wacht am frühen Abend auf und denkt sofort daran, dass man ja am nächsten Tag wieder Frühschicht hat. Eine Frühschicht, zu der man natürlich ausgeschlafen zu erscheinen hat. Nur hat man ja tagsüber geschlafen und kann nun am Abend schlecht oder gar nicht einschlafen, sodass man dann doch wieder völlig gerädert zur Schicht erscheint.

Ich kann mich daran erinnern, dass ich während der ersten Wochen und Monate der Ausbildung immer auch Albträume hatte – und zwar schon, bevor ich Antidepressiva bekam. Ich träumte zum Beispiel davon, irgendetwas während der Arbeit zu vergessen, also irgendetwas nicht richtig zu machen. Weil wir es eben immer mit Menschen zu tun haben, kann das in unserem Job schwerwiegende Folgen haben. Gerade als Schüler hat man oft Angst, durch einen kleinen Fehler ein Menschenleben zu gefährden. Ich habe also davon geträumt, dass ich versehentlich einen Patienten vergessen oder umgebracht habe. In diesen Träumen habe ich auch die Kollegen und Ärzte schreien oder nach mir rufen hören. Es war wirklich eine schlimme Zeit.

Und so geht es fast allen: Da ist der Schlafmangel, zu dem dann der ständige Stress auf der Station und auch der Stress mit einigen Kolleginnen und Kollegen hinzukommt. Und schließlich gibt es immer auch noch die Patienten, mit denen man klarkommen muss. Nicht selten leiden sie unter wirklich schrecklichen Krankheiten, und es kommt auch immer wieder zu Todesfällen. Und als wäre all das nicht genug, sind da ja auch noch die Angehörigen, die etwa vor den Betten sitzen und weinen und die ebenfalls getröstet werden müssen.

Weil das alles aber in einer Lebenssituation stattfindet, die einen gerade als Azubi vollkommen überfordert, ist es im Endeffekt nichts anderes als der Auftakt zu einem Burn-out. Denn nach der Ausbildung wird es ja nicht wirklich besser. Diese Situationen – und damit diese Probleme – ziehen sich letztlich durch das gesamte Berufsleben.

WAS WIR DAGEGEN TUN KÖNNTEN

Um alldem schon zu Beginn entgegenzuwirken, wäre es meiner Überzeugung nach eine gute Möglichkeit, wenn Azubis nach ihren Einsätzen zum Beispiel einen kompletten Tag bekämen, um mit geschultem Personal über ihre Erfahrungen zu sprechen. Dann könnten sie erzählen, was sie beschäftigt, was sie verängstigt und was sie vielleicht auch traurig gemacht hat. Die geschulten Kräfte sollten ihnen dabei wirklich zuhören und könnten ihnen im Anschluss praxisnahe Vorschläge machen, wie mit solchen Situationen umzugehen ist.

Und wenn ich von geschulten Kräften spreche, dann meine ich damit nicht etwa die Dozenten von der Pflegeschule, sondern vielmehr ausgebildete Psychologen und Psychotherapeuten, die sich in ihr Gegenüber einfühlen können und verstehen, was in den Auszubildenden vorgeht. Fachleute, die wissen, wie man mit solchen Krisensituationen am besten umgeht und sie seelisch bewältigt, und die unterscheiden können zwischen einer „normalen" Belastung und einer Traumatisierung, die am besten sofort behandelt werden muss. Gut fände ich, wenn solche Therapeuten an den Pflegeschulen zur Verfügung stehen würden und die Auszubildenden auch anonym um einen Termin bitten könnten.

Das würde dann auch einem weiteren Problem entgegenwirken, das zu der aktuellen Situation des Personalmangels geführt hat. Denn nicht wenige brechen ihre Ausbildung ab, weil sie psychisch überfordert sind und keinerlei Hilfe erwarten können.

Viele Auszubildende und auch Ausgelernte befinden sich ohnehin in psychologischer Behandlung, allerdings auf privater Basis. Während meiner Ausbildung waren wir fünfzehn Schüler in der Klasse, und fünf davon befanden sich schon damals in Behandlung.

Emma: Vor den Zug gesprungen

Eine von Emmas Mitschülerinnen hat während der Ausbildung Selbstmord begangen. Welche Rolle dabei die Ausbildung selbst gespielt hat, kann sie natürlich nicht sagen. Sie vermutet aber, dass Probleme in der Ausbildung nicht der alleinige Grund für den Suizid waren.

„Ich denke schon, dass noch andere Probleme vorlagen. Letztlich aber ist sie vor einen Zug gesprungen."

Emma erinnert sich, die Kollegin zur Weihnachtszeit noch auf der Arbeit gesehen zu haben. Kurz danach hat diese sich für zwei Wochen krankgemeldet, ist aber nach Ablauf der Attests nicht wieder auf der Arbeit erschienen. Niemand konnte sie erreichen.

Zum Glück aber waren zwei andere Frauen aus dem Kurs recht gut mit ihr befreundet und haben über Umwege schließlich die Telefonnummer der Mutter herausgefunden. Von der haben sie dann erfahren, dass die Kollegin vor den Zug gesprungen war.

DIE ROLLE DER SOZIALEN MEDIEN

Social Media gehört heute einfach dazu, vor allem für die jüngeren Generationen. Doch auch wenn ich selbst Influencer bin, vertrete ich die Meinung, dass zu viel Nutzung von Social Media für uns alle letztlich nicht gut ist. Nicht zuletzt aus dem Grund, dass die sozialen Medien sich inzwischen sehr stark verändert haben.

Ursprünglich waren diese Medien dazu gedacht, dass Menschen sich durch sie vernetzen können, dass Verbindungen zwischen Menschen hergestellt werden – deswegen wurden sie ja auch die sozialen Medien genannt. Weil eben klassische Medien wie das Fernsehen, das Radio oder die Printmedien keinerlei persönliche Verbindung zwischen den Nutzern ermöglichen.

Inzwischen zeigt sich jedoch, dass die sozialen Medien ein wenig soziales Verhalten fördern. Denn tatsächlich treffen sich die Menschen mittlerweile weniger im realen Leben, weil es so einfach ist, Kontakte etwa via Insta herzustellen beziehungsweise aufrechtzuerhalten. Warum persönlich miteinander reden, wenn man sich ja online Nachrichten senden kann?

Hinzu kommt der Faktor Video. Es ist inzwischen normal, dass wir alle jede Kleinigkeit mit dem Handy aufnehmen und die Videos online stellen. Leider hat das auch zur Folge, dass wir alle sehen, was andere vermeintlich Tolles erleben. Das wiederum bringt uns in Zugzwang, ebenfalls Videos von großartigen Ereignissen aufzunehmen und zu posten. Nur ist die Welt eben nicht voll von ständig neuen tollen Momenten, und es entsteht ein gewisser Druck, solche Momente unbedingt zu finden.

Natürlich lässt sich Social Media auch komplett anders nutzen, etwa um sich einfach mal auszukotzen. Jeder, der mich von TikTok oder Instagram kennt, weiß, dass ich das durchaus immer wieder auch tue. Das führt dann dazu, dass sich andere mit ähnlichen Problemen nicht mehr so allein fühlen.

Aber der große Teil der sozialen Medien ist eben mit den anderen, den positiven, den „Das Leben ist ja so schön"-Inhalten gefüllt. Und das führt nicht nur bei den Auszubildenden in der Pflege immer wieder zu Frust-Momenten. Sie sehen die Bilder und Videos von anderen jungen Menschen, die gerade etwa Spaß auf einer Party haben, während sie selbst einmal mehr auf Station sind und schuften müssen. Dieses „Sich-ausgegrenzt-Fühlen" führt am Ende auch wieder zu Depressionen und Burn-outs, löst immer wieder soziale Phobien und Störungen aus.

Rabiatas Welt

Rabiata als Praxisanleiterin zu einer Schülerin: „Normalerweise müssten wir jetzt alles desinfizieren und steril machen. Dafür haben wir aber keine Zeit. Wir waschen das jetzt einfach so, weil es einfacher ist. In der Prüfung darfst du das aber nicht so machen, merk dir das!"

Emma: Einfach irgendwie ablenken

Während ihrer Ausbildung wurde Emma von einer Examinierten so fertiggemacht, dass sie in Tränen ausgebrochen ist. Daraufhin ist sie ins Lager gerannt, um sich dort zu verstecken. Wenig später erschien jedoch eine Kurskollegin und hat sie getröstet. Beide haben dann gemeinsam die Aufgaben abgearbeitet, die noch zu erledigen waren.

Zum Glück habe es immer wieder auch Kollegen gegeben, die sie aufgebaut und unterstützt hätten, so Emma. Schließlich hätte man zu jeder Zeit gewusst, dass alle von Mobbing betroffen waren.

Trotzdem ist jeder mit seinen Problemen auf unterschiedliche Art umgegangen. Manche sind an den Wochenenden feiern gegangen, um die Gedanken an die Arbeit zu verdrängen und sich für ein paar Momente unbeschwert zu fühlen. Diese Kollegen sind danach häufig mit Restalkohol im Blut zu den Frühdiensten erschienen.

Andere haben sich zu Hause vor den Computer gesetzt und sich dort in Online-Games wie World of Warcraft verloren, um auf andere Gedanken zu kommen.

Emma erinnert sich, dass sie auch noch drei Pferdemädchen in ihrem Kurs hatte, also Auszubildende, die ein Pferd besaßen und die sich mit den Tieren beziehungsweise dem Reiten abzulenken versuchten.

WARUM ECHTE MENSCHEN, WENN ES DOCH BILDSCHIRME GIBT?

Vor allem soziale Phobien entstehen auch dadurch, dass die Menschen nicht mehr in die reale Welt hinausgehen, sondern das Leben vor allem durch den Filter von Bildschirmen wahrnehmen. Auf diese Weise verlernen sie mehr und mehr die soziale Interaktion zwischen Menschen.

Für uns Pflegende stellt das noch eine zusätzliche Herausforderung dar. Denn unser Alltag besteht ja vor allem darin, dass wir Kontakt zu Menschen haben – zu den Kollegen und natürlich zu den Patienten. Doch diese Begegnungen unterscheiden sich deutlich von denen, die wir gewöhnlich als soziale Kontakte in unserem Alltag beschreiben.

Beispielsweise fällt es mir deutlich schwerer, mich im Alltag mit Menschen zu unterhalten, als auf der Arbeit mit Patienten zu reden. Das liegt überwiegend daran, dass ich mich auf der Station in meiner blauen Arbeitskleidung vor allem als Pflegekraft verstehe und eben nicht als die Person Metin. Ich bewege mich dort in einem gewohnten Umfeld, trage sozusagen meine blaue Rüstung. Bei der Arbeit kann ich mich viel besser und freier ausdrücken, nicht zuletzt auch, weil diese Gespräche nicht wirklich persönlich, sondern bei aller Empathie vor allem professionell geführt werden. Als Krankenpfleger bin ich daher viel offener als in vielen privaten Situationen.

In beruflichen Situation ekle ich mich auch deutlich weniger als im Privatleben. Sehe ich auf Station einen Patienten, der sich eingestuhlt hat, dann weiß ich, wie ich professionell mit der Situation umzugehen habe, was von mir erwartet wird. Ekel hat in dieser Situation nichts zu suchen, ich empfinde ihn auch nicht. Würde ich im Privatleben jedoch einem Menschen begegnen, dem ein ähnliches Malheur passiert ist, würde ich mich sehr wohl ekeln. Ich könnte der Person auch nicht wirklich helfen.

Allerdings fällt es mir schwer, zu erklären, wie dieser Unterschied zustande kommt. Es ist einfach Kopfsache, und zwar nicht nur bei mir, sondern auch bei vielen meiner Kolleginnen und Kollegen.

Anderes Beispiel: Sehe ich im Sommer beim Einkaufen etwa Menschen in Sandalen und erkenne deren Nagelpilz, dann denke ich sofort: Oh Gott! Ich kann gar nicht länger hinschauen, weil ich mich fürchterlich ekle. Auf Station dagegen sehe ich solche Füße beziehungsweise Zehennägel jeden Tag, und dort ist es mir vollkommen egal.

Emma: Selfies mit Toten

Wie schon bereits erwähnt, habe ich bei manchen von Emmas Erlebnissen die Hände über dem Kopf zusammengeschlagen, weil ich sie so entsetzlich fand. Aber es gibt da noch diese eine Geschichte, die alles übertrifft:

Eine von Emmas Kolleginnen hatte mitbekommen, dass einige Pfleger Selfies mit einer Leiche machten. Schließlich kam die Kollegin zu ihr und erzählte, was wenige Tage zuvor auf der Station geschehen war. Verzweifelt gestand sie, dass sie keine Ahnung habe, wie sie mit der Sache umgehen solle. Auf Emmas Rückfrage berichtete sie schließlich genauer, was geschehen war …

Es hatte einen Todesfall gegeben, und der Verstorbene wurde entsprechend versorgt, bevor es runter in die Pathologie ging. Die Kollegin nun kam genau in dem Moment an dem Zimmer vorbei, als drinnen gerade die Selfies geschossen wurden und man sich über den Moment lustig machte.

Man kann sich leicht vorstellen, wie bizarr dieser Moment für eine unbeteiligte Person gewirkt haben muss. Man sieht da einen toten Menschen, der in Stellung gebracht wird, damit die lebenden Pflegekräfte mit dem Körper ihre möglichst spaßigen Fotos machen können.

Emma ist mit ihrer Kollegin sofort zur Klinikleitung gegangen. Dort mussten sie noch einmal genau berichten, was geschehen war, und es wurden die Namen der beteiligten Pflegekräfte notiert. Die haben ihre Fotos zwar nicht auf Plattformen wie Instagram hochgeladen, aber sie haben die Bilder mit der Leiche wie Trophäen im Kollegenkreis herumgezeigt.

Das alles ist nicht nur moralisch verwerflich, sondern auch verboten. Menschen wie diese Pfleger haben im Krankenhaus und in unserem Beruf nichts zu suchen. Tote Menschen zu benutzen, um Selfies zu machen, ist eines der schlimmsten Dinge, die ich mir vorstellen kann.

Wenn ich so etwas höre, stelle ich mir immer vor, das würde mit mir geschehen. Einer meiner Angehörigen würde also im Krankenhaus sterben, und die Pflegekräfte hätten nichts Besseres zu tun, als mit dem Leichnam für Fotos zu posieren – ich würde ausrasten!

Glücklicherweise ist ein solches Verhalten die absolute Ausnahme. Ich kenne es vielmehr so, dass wir so würdevoll wie möglich mit Verstorbenen umgehen. Wir reden sogar noch mit den Toten. Natürlich ergibt das, rein objektiv betrachtet, keinen Sinn, aber es ist eben ein Weg, den Verstorbenen Respekt zu erweisen. Ich habe in meiner gesamten beruflichen Laufbahn noch keine Pflegekraft kennengelernt, die auf die Idee kommen würde, Fotos von Toten zu machen – ich hoffe sehr, das bleibt auch so.

DER ZWANG ZUR LÜGE UND DIE IGNORANZ DER ALTEN

Kehren wir zurück zu dem Thema, dass bereits in der Ausbildung die Basis für die späteren psychischen Probleme und Krankheiten gelegt wird.

Folgende Situation: Man ist in der Ausbildung und merkt sehr schnell, dass man überfordert ist. Es geht einem nicht gut, man braucht etwas Abstand und meldet sich daher krank. Wer das macht, erholt sich in dieser Zeit vielleicht tatsächlich ein wenig. Doch sobald die Person auf die Station zurückkehrt, kommen neue Probleme dazu, denn zur Begrüßung gibt es erst einmal einen sprichwörtlichen Einlauf. Haarklein wird hinterfragt, warum die Person sich krankgemeldet habe, welche gesundheitlichen Probleme es denn gab. Die einfachste und am häufigsten genutzte Antwort in einem solchen Fall lautet „Magen-Darm". Zum einen lässt sich das nicht überprüfen, zum anderen ist es ja wirklich unmöglich zu arbeiten, wenn man all fünf Minuten auf die Toilette muss. Doch niemand wird sich trauen zu antworten, dass er oder sie einfach überfordert war und mal eine kleine Auszeit benötigte, denn eine solche Antwort würde direkt Ärger nach sich ziehen. Selbst in sozialen und medizinischen Berufen wie unserem ist so eine Antwort ein Ding der Unmöglichkeit. Obwohl eigentlich alle Personen im Gesundheitswesen wissen müssten, dass es in einer Depression enden kann, wenn sich jemand nie eine Auszeit nimmt. Und auch obwohl alle wissen müssten, dass nicht wenige depressive Menschen suizidal sind.

Wir alle sollten das eigentlich wissen, weswegen es mir einfach nicht in den Kopf will, dass es im Alltag ein Ding der Unmöglichkeit ist, wahrheitsgemäß zu erklären, dass man einfach einmal eine Auszeit gebraucht hat. Warum ich nicht einfach wahrheitsgemäß erklären darf, dass ich einfach nicht mehr klarkam und eine Woche zu Hause brauchte, um mal wieder etwas zur Ruhe zu kommen.

Immer noch würde es in so einem Fall dann vor allem heißen: „Wenn du deswegen krankfeiern musst, bist du für diesen Job nicht geeignet. Ich fürchte, du bist seelisch und menschlich einfach ungeeignet – du musst lernen, damit klarzukommen." Oder es heißt ganz simpel und ohne weitere Begründung: „Wenn du wegen so was krankfeierst, hast du wohl einfach keine Lust zu arbeiten."

Ein Pflegeschüler, der selbst erkennt, dass er gestresst ist, unter Schlafmangel leidet und so einfach nicht weiterarbeiten kann, sollte sich eine Auszeit nehmen dürfen. Punkt! Denn die mentale Gesundheit – das, was wir heute Mental Health nennen – ist so ungemein wichtig. Psychische Probleme können unfassbar viele körperliche Auswirkungen haben, von Kopfschmerzen bis zu Durchfall. In solchen Fällen sprechen wir von Psychosomatik: also körperlichen Beschwerden, deren Auslöser eben keine körperlichen Leiden, sondern psychische sind.

Wozu ich aber noch etwas anmerken muss: All das war Bestandteil der Ausbildung, wir haben das schon an der Pflegeschule gelernt. Man hat uns beigebracht, welche Ursachen und Auswirkungen Depressionen oder Burn-outs haben, und wir haben gelernt, wie psychische Probleme unter anderem zu Alkoholismus führen können. All das waren sogar Examensthemen! Wir als ausgebildete Kräfte wissen also, wie so etwas entsteht. Wir lernen auch, was wir in solchen Fällen tun müssen, welche Arten von Hilfsangeboten und Therapien es gibt. Wir wissen, dass man in bestimmten Fällen Medikamente benötigt und dann auch nicht zu viel arbeiten sollte.

All das lernen wir, wie gesagt, schon in der Schule. Aber erklärt eine Pflegekraft, dass sie die entsprechenden Symptome bei sich festgestellt hat, wird sie immer noch sehr schnell abgestempelt. Das ist eine Sache, die ich bis heute nicht wirklich verstehe. Sollten wir es nicht besser wissen?

Nun, offensichtlich ist das nicht der Fall. Stattdessen ist es so, dass eine Pflegekraft oder ein Arzt, der offen über seine Depression spricht, von den Kollegen vollkommen anders behandelt wird.

Ich erinnere mich an eine Pflegeschülerin, die sich ihre Arme aufgeritzt hatte. Sie hatte also eine Vergangenheit in Bezug auf das, was Psychologen ein „selbstverletzendes Verhalten (SVV)" nennen.

Auch diese Kollegin hatte sich in ihrer Jugend selbst verletzt, tat das inzwischen jedoch nicht mehr. Doch natürlich waren die Narben immer noch sichtbar. Mit der Folge, dass einige Kollegen immer wieder über sie lästerten. Diese Kollegen waren nicht böse zu der Schülerin, aber sie wollten sie auch nicht wirklich in ihren Kreis aufnehmen, sondern lieber möglichst wenig mit ihr zu tun haben.

Dabei hätte die Schülerin wahrscheinlich genau das gebraucht: das Gefühl dazuzugehören. Doch stattdessen hat man sich einfach von ihr distanziert. Obwohl alle wissen sollten, dass genau so ein Verhalten dazu führt, dass eine psychisch angeschlagene Person noch kränker wird.

Ich würde furchtbar gerne wissen, warum die Menschen zu einem solchen Verhalten neigen. Warum kann man einem ohnehin schon angeschlagenen Menschen nicht mal eine Pause gönnen? Warum kann man nicht auf diesen Menschen zugehen und so dafür sorgen, dass es ihm oder ihr zumindest ein wenig besser geht? Wo wir doch wissen, dass unser Verhalten am Ende zu Depressionen bei dem Gegenüber führen kann? Wo wir doch wissen, dass wir so Krankheiten fördern? Wir sehen doch auf den Stationen – nicht zuletzt in der Psychiatrie –, zu was verzweifelte Menschen fähig sind! Manche stürzen sich sogar aus dem Fenster.

Ich erinnere mich in dem Zusammenhang noch an einen anderen Fall aus der Zeit meiner Ausbildung. Da gab es nämlich einen Patienten, der genau das getan hat. Er stürzte sich aus dem Fenster und landete auf einem Zaun, der ihn regelrecht aufgespießt hat. Auch dieser Mensch litt unter Depressionen.

Genau das meine ich: Wir alle kennen derartige Fälle und sehen, was Depressionen mit einem Menschen machen. Wir wissen doch, dass Depressive sich schließlich nicht mehr bewegen können, dass sie nicht einmal mehr in der Lage sind, sich selbst die Zähne zu putzen. Nicht, weil der Körper nicht mehr mitmacht, sondern weil eben die Psyche ernsthaft krank ist. Solche Patienten weinen ständig und wollen nicht mehr leben.

All das, ich kann es nur wiederholen, sehen wir jeden Tag auf den Stationen. Trotzdem neigen viele Menschen im Gesundheitswesen zu einem Verhalten, das Depressionen bei Kollegen und Pflegeschülern fördert – zum Beispiel, indem sie nicht anerkennen wollen, dass Menschen sich auch mal krankmelden können, wenn es ihnen psychisch nicht gut geht. Es geht mir nicht in den Kopf, ich kann und will das nicht verstehen.

Ein anderes Beispiel: Es ist Übergabe, und es wird berichtet, dass ein Patient mit Rückenschmerzen gekommen ist. Der sei aber ohnehin ein Psycho, heißt es dann, denn der habe ja Depressionen.

So reden einige Kollegen tatsächlich über ihre Patienten. Das ist zum einen diskriminierend, zum anderen wird auf diese Weise auch den Kollegen gezeigt, dass Depressionen nichts sind, was man ernst nehmen sollte. Und genau das hören nicht nur die ausgelernten Kollegen, sondern natürlich auch die Schüler. Auf diese Weise bekommen sie schon zu Beginn ihrer beruflichen Laufbahn regelrecht eingeimpft, dass depressive Menschen nicht ernst zu nehmen sind, sondern einfach „Psychos".

Emma: Hörsturz nach sexueller Belästigung

Immer wieder ist in der Pflege auch sexuelle Belästigung ein Thema. Und zwar in verschiedenster Art und Weise. Es gibt etwa sexuelle Belästigung durch Kollegen, und es gibt ebenfalls die sexuelle Belästigung durch Patienten.

Und diese Übergriffe treffen keineswegs nur Frauen. Emma erinnert sich an den Fall eines schwulen Kollegen, der bei der Grundpflege von einem männlichen Patienten begrapscht worden ist. Als er den Kollegen auf der Station davon erzählte, haben die das Ganze allerdings abgetan, indem sie meinten, ein Mann könne gar nicht sexuell belästigt werden.

Emma als Frau ist ebenfalls sexuell belästigt worden, von examinierten Pflegekräften ebenso wie von Patienten. Schon in der Ausbildung wurde sie von einem Krankenpfleger belästigt. Sie hat den Fall gemeldet und ist schließlich auch versetzt worden. Dann aber erhielt sie einen Anruf von der Pflegedienstleitung, die sie darüber informierte, dass sie auf einer anderen Station eingesetzt werden müsse, und zwar in der Neurochirurgie. Zu dem Zeitpunkt war sie schon länger nicht mehr bei den Erwachsenen im Einsatz gewesen, und von Neurochirurgie hatte sie ohnehin „überhaupt keine Ahnung", wie sie selbst sagt.

Hinzu kam: Der Kollege, der sie belästigt hatte, war als Leiharbeiter ebenfalls dort beschäftigt. Die beiden wären dort die einzigen Pflegekräfte gewesen und hätten zu zweit nicht weniger als vierzig Patienten versorgen müssen.

„Ich habe daher gesagt, dass ich das nicht möchte und mich dazu nicht in der Lage fühle."

Die Pflegedienstdirektion allerdings reagierte darauf mit der Aussage, dass man in dem Fall Emmas Übernahme nach der Ausbildung noch einmal überdenken müsse. Sie wurde also regelrecht erpresst und ist dann doch auf die Neurochirurgie gegangen. Dort war sie mit dem Kollegen, der sie vorher belästigt hatte, tatsächlich den ganzen Nachtdienst lang allein auf der Station. Natürlich kam es wieder dazu, dass er sie körperlich bedrängte.

Allerdings hatte Emma Glück im Unglück – wobei Glück wohl das falsche Wort ist. Aber es gab an jenem Tag einen ungeklärten Todesfall in der Klinik, was zur Folge hatte, dass die Kriminalpolizei relativ lange auf der Station anwesend war. In Gegenwart der Polizisten hat Emma sich etwas sicherer gefühlt. Sie hat sich also sehr lange mit den Kriminalbeamten beschäftigt und war froh, dass sie nicht mit ihrem Kollegen allein sein musste. Irgendwann war der Dienst dann vorbei, und sie konnte aufatmen, weil sie die Nacht, abgesehen von einigen Annäherungsversuchen, unbeschadet überstanden hatte.

Dann aber kam wieder ein Anruf, und Emma sollte auch die nächste Nacht auf der Station arbeiten. Schon während sie diese Nachricht erhielt, hörte sie plötzlich auf einem Ohr nichts mehr. Dieses Warnsignal hat sie jedoch erst mal ignoriert, ist wieder auf dieselbe Station mit demselben Kollegen gegangen.

„Rund drei Stunden nach Dienstbeginn erlitt ich den zweiten Hörsturz und habe nun auch auf dem anderen Ohr fast

nichts mehr gehört. Nach Dienstende bin ich dann nach Hause und am nächsten Morgen gleich zum HNO-Arzt gegangen. Der erklärte mir, dass ich nur noch acht Prozent meines Hörvermögens besaß."

Der Arzt gab Emma Medikamente und sagte, sie solle zwei Wochen abwarten, ob das Hörvermögen zurückkehrt. Was nicht der Fall war, es kam nicht zurück. Rund ein Vierteljahr später wurde ihr das erste Cochlea-Implantat eingesetzt.

Später hat Emma dann noch mitbekommen, wie es mit dem übergriffigen Pfleger weiterging. Obwohl immer wieder neue Beschwerden über ihn eingingen, hat man ihn nicht entlassen, sondern einfach ständig auf andere Stationen geschickt.

Man kann sich in diesem Zusammenhang natürlich fragen, was sexuelle Belästigung eigentlich ist, wo sie beginnt. Ich erinnere mich zum Beispiel an eine Krankenschwester, die mit Pflegeschülern und -schülerinnen immer wieder Gespräche über sexuelle Themen führte. Sie sprach mit ihnen über Dildos, sie erzählte von ihrem eigenen Sexleben. Ständig machte sie auch anzügliche Bemerkungen wie: „Na, du siehst aber auch nicht schlecht aus für einen Pfleger."

Ist das sexuelle Belästigung? Ich denke schon. Die Vorgesetzten sahen das ebenso, und die Schwester ist nur mit viel Glück einer Kündigung entgangen.

Es gibt aber auch Fälle, bei denen sich die Frage erübrigt, ob es sich um sexuelle Belästigung handelt. Eine Pflegekraft aus der Zeitarbeit etwa hat sich immer wieder einer dementen Patientin auf sexuelle Art genähert. Trotz ihrer Demenz konnte die Patientin sehr genau und glaubwürdig erklären, was geschehen war, dass der Pfleger sie auch unsittlich berührt hatte. Anders als in Emmas Fall wurde dieser Pfleger nicht einfach versetzt, sondern man hat ihm umgehend gekündigt.

Emma wiederum will sich von ihren Erfahrungen die Freude an der Arbeit nicht vermiesen lassen.

*„Ich habe tatsächlich inzwischen schon sehr viele der schlechten Seiten des Berufs mitbekommen, nicht zuletzt, was das Menschliche betrifft. Trotzdem will ich in dem Beruf bleiben, trotzdem liebe ich meinen Job. Denn ich sage mir immer: Der Beruf kann nichts dafür, dass Menschen schei*** sind."*

Rabiatas Welt

Rabiata ruft einen Arzt an: „Was ist eigentlich los? Wir warten seit sechs Stunden auf einen Zugang in Zimmer zwei. Der Patient braucht seine Antibiose!"

Arzt mit gelangweilter Stimme: „Wenn du mir einen Kaffee machst, komme ich sofort."

Rabiata: „Weißt du was? Ich dokumentiere jetzt, dass du dich weigerst. Einen Kaffee machen für den lieben Herrn Doktor – du spinnst ja wohl!"

WAS DENKT DIE SICH EIGENTLICH?

Hat ein Pflegeschüler Depressionen, lernt er sehr früh, dass er im Kollegenkreis besser mit niemandem über seine Probleme spricht, um nicht vorverurteilt zu werden. Dabei wäre es so schön und auch wichtig, wirklich offen über diese Themen sprechen und darauf vertrauen zu können, dass die Kollegen sich rücksichtsvoll verhalten. Das wäre nicht nur für die erkrankte Person gut, sondern sicher auch für die anderen Pfleger, wenn sie wüssten, wie ihre Kollegin sich fühlt.

Stattdessen geht es dann leider häufig so weiter, wie es auch bei der Schülerin mit den geritzten Armen der Fall war. Niemand nimmt Rücksicht, und niemand zeigt Verständnis. Stattdessen wird unentwegt gelästert, dass die Kollegin ja mal wieder so müde gewirkt habe, dass sie nichts schaffe. Die habe ja kaum ein Wort gesagt, mit der könne man sich ja nicht unterhalten, was bildet die sich eigentlich ein, was denkt die sich?

Im Endeffekt führt all das zu einem zerstrittenen Team, in dem niemand mehr gerne arbeitet. Warum geht man in so einer Situation nicht auf die Kollegin zu und spricht offen mit ihr? So hätte man die Situation verbessern können, und es wäre so viel besser für die Arbeitsatmosphäre. Alles, was man dafür braucht, ist ein bisschen Verständnis und Offenheit, aber das können halt nicht alle.

Dieses Ignorieren von Problemen bezieht sich aber nicht nur auf das Miteinander der Kollegen, sondern betrifft auch die Patienten. Spricht man zum Beispiel mit einem Arzt darüber, dass eine Patientin, die unter Depressionen leidet, ständig weint, dann umfasst die Antwort häufig kaum mehr als ein gleichgültiges Schulterzucken und die ebenfalls gleichgültige Frage: „Und was sollen wir da machen?" Das liegt vor allem daran, dass selbst bei Ärzten häufig noch der Wille fehlt, eine Depression als eine ernst zu nehmende Krankheit einzustufen und entsprechend zu behandeln. In besagtem Fall kam der Arzt schließlich in unser Dienstzimmer und stöhnte nur entnervt, er könne „die Alte einfach nicht mehr hören". Die „ganze Heulerei" gehe ihm auf die Nerven. „Warum muss die sich so anstellen?" Bevor ich es vergesse: Bei dem Arzt handelte es sich nicht etwa um einen Allgemeinmediziner, der Mann war Psychiater. Also jemand, von dem man ein erhebliches Maß an Wissen über die menschliche Psyche erwarten können sollte. Doch selbst der zeigte mit seiner Reaktion, dass er keine Lust hatte, sich mit einer solchen Patientin über ihre Probleme zu unterhalten. Er nahm sie und ihr Leiden schlicht und einfach nicht ernst.

Natürlich ist es so, dass auch ein Psychiater irgendwann abhärtet, wenn er jeden Tag mit psychisch kranken Menschen zu tun hat. Das darf jedoch nicht in einer solchen völligen Gleichgültigkeit oder gar Ablehnung münden, wie sie dieser Arzt an den Tag legte. Denn warum arbeitet jemand als Psychiater, wenn er sich mit der Psyche der Patienten am liebsten gar nicht beschäftigen will?

Niemand, der unter psychischen Problemen leidet, hat sich das ausgesucht. Niemand möchte täglich in Tränen ausbrechen, niemand möchte immer wieder das Gefühl haben, nicht mehr leben zu wollen. Niemand möchte sich in der Wohnung einschließen und gleichzeitig wissen, dass draußen der große Rest der Menschheit Spaß hat und das

Leben genießt. All das macht sicher niemand freiwillig. Das sollte einem Psychiater bewusst sein, und deswegen sollte kein Psychiater lapidar die Frage stellen: „Warum stellt die sich eigentlich so an?"

Emma: Verrückt? Kein Problem: Wir brauchen Pflegekräfte!

Emmas Bericht von den Selfies mit einem Toten war erschreckend, aber die folgende Geschichte ist gerade im Hinblick auf den Pflegealltag fast noch schlimmer. Es geht dabei vor allem um die Tatsache, dass vor dem Hintergrund des Personalmangels mittlerweile überhaupt nicht mehr darauf geachtet wird, wer sich denn eigentlich für einen Job bewirbt. Wir schauen uns die potenziellen künftigen Kollegen überhaupt nicht mehr an.

Tatsächlich wird heute nämlich nicht mehr überprüft, was für ein Mensch sich da bewirbt. Es geht nur noch darum, dass die Person ein Examen vorweisen kann. Ob dieses Examen nur mit Mühe und Not bestanden wurde, ob die Person die Basics der Pflege wirklich draufhat, ob sie empathisch ist – all das interessiert nicht.

Emma erzählt vor diesem Hintergrund von einem außergewöhnlichen Fall: „Ich habe zum Beispiel eine Patientin gehabt, die wirklich schizoid/wahnhaft/verrückt ist. Diese Patientin nimmt außerdem nicht regelmäßig ihre Medikamente, hat immer wieder auch manische Episoden."

Aber die Frau ist von Beruf eben Krankenschwester. Mehr noch: Sie hat sich in dem Haus beworben – und sie ist genommen worden. Sie ist tatsächlich eingestellt worden. Und das, obwohl diese Patientin beziehungsweise Krankenschwes-

ter zu dem Zeitpunkt ganz objektiv gesehen nicht stabil war.

Natürlich kam es dann, wie es kommen musste. Es gab diverse Vorfälle auf der Station, die mit dieser Schwester in Zusammenhang standen. Doch es dauerte eine Weile, bis sich die Personalabteilung entschloss, nun doch mal in die Personalakte zu schauen. Wo man dann – Überraschung, Überraschung! – feststellte, dass die Frau in der eigenen Klinik in der Psychiatrie behandelt worden war. Und zwar häufig – auf der Akut-Station, in der Fixierung.

„Zum Glück hat diese Kollegin relativ bald wieder von sich aus gekündigt, weil sie nun in eine Art Religionswahn abdriftete. Sie hielt sich jetzt für eine Missionarin, wollte Gottes Wort in die Welt tragen. Noch heute begegne ich ihr manchmal in der Stadtmitte, wo sie Menschen zu bekehren versucht. Eigentlich ist diese Frau eine ganz Liebe – aber in der Pflege, als Krankenschwester? Ich weiß nicht …"

… DIE ASOZIALSTEN MENSCHEN

Es mag für manche Leser erschreckend klingen, aber ich bin der festen Überzeugung, dass in den sozialen Berufen die asozialsten Menschen arbeiten. Diese Menschen sind sicher nicht grundsätzlich antisozial eingestellt, nur führen nicht zuletzt die Pflegeberufe eben auch dazu, dass die Menschen sehr stark abstumpfen. Und manche stumpfen so sehr ab, dass sie schließlich eigentlich gar nicht mehr fähig sind, anderen zu helfen – gerade wenn es etwa um Erkrankungen der Psyche oder schlicht psychische Probleme geht. Das ist natürlich schwierig. Ein noch größeres Problem würde es allerdings bedeuten, all diese abgestumpften Menschen aus der Pflege zu verbannen. Dann nämlich bliebe kaum noch Personal übrig, das Gesundheitssystem würde vollständig zusammenbrechen.

Bei Ärzten wiederum ist es meiner Meinung nach so, dass dort Feingefühl ohnehin nicht an der Tagesordnung ist – siehe den schon erwähnten Psychologen. Ärzte haben studiert, sie wissen sehr viel, und sie sind oft wirklich intelligente Menschen. Was ihnen während ihrer langen Ausbildung allerdings kaum bis gar nicht vermittelt wurde, ist das Wissen darüber, wie sie am besten mit Patienten reden oder wie sie sich menschlich verhalten.

Doch auch bei Ärzten kommt es zusätzlich noch zu einem Abstumpfungsprozess. Geht es dann um einen ohnehin nicht sonderlich gefühlvollen Menschen, kann es vorkommen, dass dieser am Ende des Abstumpfungsprozesses zu einer wirklich bösen Person wird. Doch hier besteht wieder eines der Probleme darin, dass niemand etwas sagt, niemand etwa den Arzt auf sein unangemessenes Verhalten hinweist. Gerade bei Patienten ist es immer noch eher die Regel als die Ausnahme, dass sie zu einem Arzt aufschauen. Dass Anweisungen des Arztes nicht hinterfragt oder gar kritisiert werden.

Würde ich als Pfleger mich einem Patienten gegenüber so verhalten, wie es mancher Arzt tut, würden sich die Patienten sofort beschweren. Bei einem Arzt dagegen wird der Mund gehalten und jedes Verhalten akzeptiert.

NEUES AUS DEM HAMSTERRAD

Es weiß mittlerweile vermutlich jeder, der sich in irgendeiner Form über das Gesundheitssystem informiert hat, dass dort schon seit Langem Personalmangel herrscht. Worüber jedoch viel zu wenig gesprochen wird, ist die Tatsache, dass dieses System selbst für einen großen Teil des Mangels verantwortlich ist. Denn wie ich schon beschrieben habe, wird mit Azubis auf den Stationen nicht gerade liebevoll umgegangen. Das hat, wie ebenfalls schon erklärt, dann auch zur Folge, dass sich häufig erste Anzeichen von psychischen Problemen zeigen. Worauf ich aber noch nicht ausführlich eingegangen bin, ist der Umstand, dass diese schlechte Behandlung auch dazu beiträgt, dass so mancher Azubi einfach keine Lust mehr hat und die Ausbildung schon vor dem Examen abbricht. Die Unmenschlichkeit auf vielen Stationen hat zur Folge, dass nicht etwa neues Personal durch die Ausbildung hinzukommt, sondern dass dieses mögliche Personal schon früh so deutlich abgeschreckt wird, dass es sich aus dem Pflegeberuf verabschiedet.

Und diejenigen, die ihre Ausbildung doch noch abschließen, stehen auch dann direkt vor neuen Problemen, denn die Situation ändert sich eigentlich kaum. Als frisch examinierte Kraft kommst du auf eine Station – und merkst schnell, dass du nichts zu melden hast. Die Kollegen müssen dich eigentlich erst einmal einarbeiten, und schon wieder gibt es dann einige, die ihre Macht ausnutzen. Sie bringen den Neuen das Wissen nicht neutral bei, sondern erklären alles einfach so, wie sie selbst es machen. Völlig egal, ob es, objektiv gesehen, richtig oder falsch ist. Und natürlich erwarten die Kollegen dann auch, dass die frisch examinierte Kraft den Anweisungen beziehungsweise Erklärungen exakt folgt.

Nun kann es aber vorkommen, dass man am nächsten Tag mit einem anderen Kollegen oder einer anderen Kollegin zusammenarbeitet, die es völlig anders macht, aber ebenfalls erwartet, dass der oder die Neue ihren Anweisungen Folge leistet.

Findest du als neu examinierte Kraft irgendwann schließlich eine Arbeitsweise heraus, die für dich selbst am besten passt, kommt es natürlich erneut zu Problemen, weil du ja weder der einen noch der anderen Anweisung folgst. Letztlich sind dir dann beide böse.

Es handelt sich also um nichts anderes als eine Wiederholung der Umstände, die dich schon während der Ausbildung immer wieder an den Rand der Verzweiflung gebracht haben. Jeder ist dir in irgendeiner Form böse, jeder gibt dir zu verstehen, dass du etwas falsch machst – und am Ende glaubst du dann selbst daran, dass du nichts kannst.

Dabei weiß jeder, dass man mit Abschluss des Examens noch nicht alles weiß. Die wirklich wichtigen Dinge lernt man erst, wenn man eigenständig und verantwortlich handeln kann beziehungsweise muss.

Wichtig ist es in diesem Zusammenhang, den Begriff „lernen" deutlich zu betonen. Denn wenn eine Pflegekraft nach dem Examen in diese selbstverantwortliche Arbeit sprichwörtlich hineingeworfen wird, dann ist das eben ein Lernprozess. Und im Rahmen eines Lernprozesses werden natürlich Fehler gemacht – etwa, weil man Aufgaben erledigt, die man während der Ausbildung noch gar nicht selbst erledigen durfte.

Gerade im ersten Jahr nach dem Examen passieren einem immer wieder einmal Fehler. Weil man als junge Pflegekraft aber eben noch keine Erfahrung hat, macht man sich ständig Sorgen, ob man einem Patienten schadet, ihn womöglich gar umbringt. Man fragt sich dazu noch, ob man den Aufgaben überhaupt gewachsen ist, ob man wirklich all das schafft, was von einem erwartet und gefordert wird.

JOBWECHSEL AN EINE NEUE KLINIK

Wer sich auf eine Stelle als Pflegekraft bewerben will, informiert sich natürlich darüber, welche Klinik was sucht, was am jeweiligen Arbeitsplatz gefordert wird – und natürlich auch darüber, was geboten wird. Beim Durchlesen der Stellenangebote fallen dann immer wieder die schönen Formulierungen auf, die nicht zuletzt eine umfangreiche und gezielte Einarbeitung anpreisen.

Die Realität sieht jedoch, wie so oft, meist anders aus. Da gibt es vielleicht zwei Tage lang tatsächlich eine Einarbeitung, dann allerdings schlägt wieder die Realität des Gesundheitswesens zu. Irgendwo ist irgendwer krank geworden, und der alltägliche Personalmangel zeigt sich an allen Ecken und Kanten. Meist dauert es nicht lange, bis irgendein Kollege die frisch Examinierte fragt, ob sie vielleicht doch schon die Station an diesem Tag übernehmen könne. Als neue Kraft an einem neuen Arbeitsplatz will man nicht gleich mit einem Nein beginnen – und sitzt direkt drin im Hamsterrad, ohne dass die Einarbeitung wirklich stattgefunden hat.

Und das ist keine Ausnahme, sondern die Regel. In der Realität ist es, meiner Überzeugung nach, in nicht weniger als fünfundneunzig Prozent der Fälle so, dass du als frisch examinierte Kraft keine oder nur eine ungenügende Einarbeitung erhältst. Du wirst ins kalte Wasser geworfen. Es wird von dir erwartet, dass du arbeitest und funktionierst – du kannst dann wirklich einfach nur noch hoffen, dass du keinen Patienten umbringst.

Erschwerend kommt hinzu, dass man sich in einem vollkommen neuen Umfeld bewegt, dass man zum Beispiel gar nicht weiß, wo bestimmte Medikamente zu finden sind. Und gerade im Bereich der Altenpflege passiert es häufiger, dass man allein arbeitet und es daher niemanden gibt, den man fragen oder bei dem man sich informieren kann.

Es liegt auf der Hand, dass das ebenfalls Auswirkungen auf die Psyche und die seelische Gesundheit hat. Die junge Pflegekraft wird nicht nur alleingelassen, sie steht gleichzeitig allein vor Aufgaben, die sie überfordern und die sie ohne jede Hilfe bewältigen muss.

Und so beginnt erneut der ja schon im Rahmen der Ausbildung beschriebene Kreislauf: Die Pflegekraft ist überfordert und irgendwann auch erschöpft. So erschöpft oder tatsächlich körperlich krank, dass sie sich eben krankmeldet. Auf Station folgt dann umgehend wieder das Gerede: Die neue Kraft hat doch gerade erst angefangen, und nun meldet sie sich schon krank! Was soll das denn noch werden mit der?

Rabiatas Welt

Rabiatas Handy klingelt.

„Notaufnahme, Gisela, hallo. Hast du ein Bett für einen achtzigjährigen immobilen Patienten?"

Rabiata: „NEIN!" Verdreht die Augen und steckt das Handy zurück in die Tasche.

TEIL 3:

Teufelskreis

INS OFFENE MESSER: DAS PROBLEM MOBBING

Es ist eine Sache, wenn hinter dem Rücken über andere geredet wird, aber eine ganz andere, wenn dieses Gerede ausartet. Und mit ausarten meine ich, wenn aus dem bloßen Getuschel regelrechtes Mobbing wird. Gerade dieses Mobbing ist in der Pflege ein großes Thema – und damit natürlich auch ein großes Problem. Ich sehe das nicht zuletzt unter meinen Beiträgen auf Instagram oder TikTok. Es gibt immer wieder eine Vielzahl von Kommentaren, in denen Pflegekräfte davon berichten, wie sie von Kollegen gemobbt werden beziehungsweise wie Pflegekräfte sich untereinander mobben.

Womit wir dann erneut auch wieder beim Thema Personalmangel sind. Denn überall beschweren sich Pflegekräfte darüber, dass es zu wenig Personal gibt. Überall aber haben Pflegekräfte eben auch einen Anteil daran, dass ihre Kollegen rausgemobbt werden. Dass sie kündigen, weil sie die Zustände beziehungsweise die Kollegen nicht mehr ertragen.

Gerade als frisch examinierte Kraft möchtest du eigentlich nur arbeiten und mehr über deinen Beruf lernen. Und natürlich möchtest du dich auch in einem angenehmen Umfeld bewegen, mit Kollegen zu tun haben, die sich gegenseitig wertschätzen und unterstützen. Doch anstatt die neue Kraft in die Gruppe aufzunehmen, zerreißen sich die Kollegen erst einmal das Maul darüber, dass die Neue vielleicht noch nicht alles weiß und immer wieder auch einmal Fragen stellt. Anstatt eine neue Kollegin eine Weile an die Hand zu nehmen und ihr etwaige Fragen zu beantworten, lässt man sie ins offene Messer rennen. Offenbar brauchen es manche Kollegen, über andere lästern und sie auch wirklich mobben zu können.

Was in dem Zusammenhang oft vergessen wird: Es gibt unter Pflegekräften, ebenso wie unter Ärzten, einen ständigen Konkurrenzkampf. Jeder möchte der Beste sein, jeder möchte der Schlauste sein. Jeder dreht sich allein um sich selbst, konzentriert sich also in erster Linie auf seine eigenen Probleme. Die neuen Kollegen werden daher oftmals gar nicht als Möglichkeit angesehen, das Arbeitsumfeld zu verbessern, weil mehr Personal ein angenehmeres und ein entspannteres Arbeiten bedeutet. Stattdessen werden die Neuen als Konkurrenten in dem ständigen Kampf um das bestmögliche Ansehen eingestuft. Man hat daher gar nicht das Interesse, die Neuen so anzulernen, dass die sehr schnell alles können, denn dann wären sie sehr schnell eben neue Konkurrenten. So stellt sich am Ende die gesamte Pflegemaschinerie selbst ein Bein.

VON OBEN HERAB

Ein weiteres Problem stellt die (mangelnde) Wertschätzung nicht nur unter den direkten Kollegen, sondern auch durch höhergestellte Mitarbeiter dar. Damit meine ich nicht in erster Linie die Klinikleitung, sondern vor allem die Ärzte, die ja ein deutlich höheres Ansehen genießen und sich nicht selten auch für etwas Besseres halten. Das trifft sicher nicht auf alle Ärzte zu – ich kenne durchaus Gegenbeispiele –, doch es ist bis heute so, dass wir Pflegekräfte von einigen Ärzten von oben herab behandelt werden. Diese Ärzte sehen sich selbst als diejenigen an, die den Durchblick haben – wir Pflegekräfte sind für sie kaum mehr als die Helfer, die sie bestmöglich zu unterstützen haben, was viele Kollegen leider immer noch ohne Widerworte mit sich machen lassen.

Ich war erst kürzlich auf einer Station, auf der eine frisch examinierte Pflegekraft gearbeitet hat, die sich nicht traute, den Arzt anzurufen. Sie bat mich inständig, den Anruf zu übernehmen, da der Arzt ihr deutlich zu verstehen gegeben habe, dass er sie nicht ernst nehme. So etwas ist nicht tragbar, zum Beispiel wenn es sich um einen Notfall handelt. Man stelle sich eine Situation vor, in der jede Sekunde zählt – und dann eine Pflegekraft, die Angst davor hat, den Arzt anzurufen und sich von ihm vielleicht wichtige Anweisungen geben zu lassen.

In der beschriebenen Situation handelte es sich glücklicherweise nicht um einen Notfall. Es ging vielmehr um Patienten, die keinen Venenzugang mehr hatten, weil sie sich ihn zum Beispiel aus irgendwelchen Gründen selbst gezogen hatten. Das kommt gar nicht so selten vor, aus Verwirrung heraus, oder weil die Patienten nicht verstehen, wie wichtig der Zugang für sie ist. Diese Patienten benötigten also einen neuen Zugang, was auch der Grund war, aus dem der Arzt angerufen werden sollte. In einem solchen Fall muss zwingend ein Arzt informiert werden. Häufig bekommt man allerdings entweder eine patzig-genervte Antwort, oder man bekommt zu hören: „Ich komme gleich", bevor wieder aufgelegt wird. Nur ist „gleich" für manche Ärzte ein sehr dehnbarer Begriff, sodass man dann nach einer geschlagenen Stunde wieder anruft und nachfragt, was denn nun der Stand der Dinge sei. Worauf der Arzt dann vielleicht antwortet, er habe doch gesagt, dass er gleich da ist – und erneut auflegt. Irgendwann erscheint ein solcher Arzt dann tatsächlich mit deutlich genervtem Gesichtsausdruck auf der Station und erledigt die Sache, wirft dabei aber gerne alles Mögliche auf den Boden, was natürlich liegen bleibt, sodass es eine Pflegekraft auf- beziehungsweise wegräumen muss. Womit der Arzt uns einmal mehr mitteilt, dass wir zu kaum mehr da sind, als ihm und seinen Kollegen hinterherzuräumen. Weil wir in seinen Augen eben nichts oder nicht sehr viel wert sind.

Auch das macht etwas mit einem Menschen. Gerade Pflegekräfte mit ohnehin eher geringem Selbstvertrauen fühlen sich dann noch einmal mehr missachtet. Sie haben beim nächsten Mal – wie die besagte junge Kollegin – vielleicht nicht einmal mehr den Mut, selbst diesen Arzt anzurufen, um sich nicht noch einen weiteren abwertenden Spruch anhören zu müssen.

Das alles ist aber nicht nur ein Problem im Verhältnis zwischen Pflegekräften und Ärzten. Es ist vor allem auch ein Problem in Zusammenhang mit der psychischen Gesundheit der Pflegekräfte.

Marie: Von Null auf Mobbing

Mobbing war in meinen Gesprächen mit den Kollegen und Kolleginnen aus der Pflege immer wieder ein Thema. Von Emmas Erlebnissen haben wir schon gehört, doch Marie musste ebenfalls erfahren, dass Mobbing nicht selten schon am ersten Tag beginnt.

Für Marie war immer klar, dass sie etwas in der Pflege machen will. Sie hat selbst keine Ahnung, woher diese Überzeugung gekommen ist, denn in ihrer Familie macht niemand etwas in dieser Richtung. Aber wie auch immer: Es sollte so sein.

Im Jahr 2005 hat sie ihre Ausbildung begonnen. Damals war sie erst siebzehn Jahre alt und hatte gerade ein Freiwilliges Soziales Jahr begonnen, als ihre Mutter ihr sagte, das Krankenhaus habe angerufen und ihr einen Ausbildungsplatz angeboten. Sie ist dann binnen zwei Tagen zu Hause ausgezogen, weil in der darauffolgenden Woche ihre Ausbildung beginnen sollte.

Marie sagt, dass sie damals noch recht schüchtern war und wenig Lebenserfahrung mitbrachte, als sie in ein ihr völlig fremdes Umfeld geworfen wurde. In dem Krankenhaus ist sie auf einer Station gelandet, die dafür bekannt war, dass man dort entweder geliebt oder gehasst wurde. Sie habe leider das Los für die zweite Variante gezogen. Die Station beziehungsweise deren Mitarbeiter haben umgehend damit begonnen, sie zu mobben. Sie haben – nett umschrieben – sofort versucht, sie rauszuekeln.

Dass Marie sich selbst damals als sehr schüchtern beschreibt, ist ein wichtiger Faktor. Gerade erfahrene ältere Krankenschwestern setzen nach meiner Erfahrung den Begriff „schüchtern" häufig mit dem Begriff „Beute" gleich. Manchmal handelt es sich dabei um eine pädagogische Maßnahme, weil man den jungen Schülerinnen beibringen will, dass sie auch mal den Mund aufmachen müssen und sich ein dickeres Fell zulegen sollen. Es gibt aber eben auch die Fälle, in denen die älteren Kollegen einfach nur gemein sind, wie in Maries Fall.

So etwas geschieht ständig, es ist eher die Regel als die Ausnahme. Das große Problem besteht darin, dass auf diese Weise einmal mehr Kollegen aus dem Job gedrängt werden, die das Mobbing einfach nicht mehr ertragen. Wir verlieren damit aber immer wieder auch Kollegen mit Potenzial, wir verlieren fähige Pflegekräfte und verstärken damit den Personalmangel noch zusätzlich.

Marie kann sich heute, rund zwanzig Jahre später, nicht mehr an jedes Detail erinnern. Aber es habe schon damit begonnen, dass man ihr anzudichten versuchte, sie hätte eine Patientin vom Steckbecken gezogen, ohne sie zu reinigen. Eine Lüge.

Auf der Station hat Marie damals mit einer Kurskollegin zusammengearbeitet, die komplett gegenteilige Erfahrungen machte. Diese Kollegin war diejenige, die für alles gelobt wurde, der immer wieder deutlich gemacht wurde, wie großartig sie doch sei. Marie hingegen war diejenige, die immer die geballte Ladung Abneigung und Hass mitbekam.

Die Stationsleitung zu jener Zeit war laut Marie eine Person, die man als den klassischen Drachen bezeichnen kann. Sie habe sehr schnell das Gespräch mit der Pflegedienstleitung gesucht – mit dem alleinigen Zweck, dass man Marie nahelegen wollte, noch in der Probezeit zu kündigen.

„Ich war bei dem Gespräch ebenfalls anwesend. Wie gesagt, ich war erst siebzehn Jahre alt und vollkommen überfordert von der Situation. Ich saß also in Tränen aufgelöst da und hatte nicht den Mut, in irgendeiner Form Widerworte zu geben."

Zuerst habe sie in diesen Moment gedacht, dass es das jetzt wirklich war mit der Ausbildung und dem Wunsch, in der Pflege zu arbeiten. Dann aber kam in ihr der Gedanke auf, dass sie gerne beweisen würde, dass es nicht an ihr lag – was sie in dem Gespräch schließlich auch sagte. Woraufhin sie als Antwort jedoch erhielt, sie sei ja ohnehin nur noch drei oder vier Wochen auf der Station, man könne sich das alles also sparen. Schließlich wisse man schon jetzt, dass sie nichts tauge.

„Irgendwie konnte ich mich aber doch durchsetzen und landete auf einer anderen Station. Dort hatte ich gerade einmal zwei Stunden mit der dortigen Leitung gearbeitet, als sie mich schließlich fragte, wo denn eigentlich das Problem sei. Sie sehe keine Probleme mit mir, sie fände mich gut."

Diese Frau hat sich für Marie eingesetzt und ihr auch gute Noten gegeben. Sie hat Marie mit einer Zwei bewertet.

„Ich war also kein Überflieger, der alles schon konnte, aber sie hat mich eben angemessen benotet. Aus heutiger Sicht kann ich sagen, dass mich der Wechsel auf diese Station gerettet hat. Wäre der Wechsel und wäre diese Stationsleitung nicht gewesen, hätte ich wohl meine Ausbildung nicht fortgesetzt."

Ich finde es wichtig, dass wir daran denken, wie alt Marie damals war. Man muss immer berücksichtigen, dass es sich bei Auszubildenden um sehr junge Menschen handelt. Wenn man als junger Mensch den Traum hat, gerade diesen Beruf ausüben zu wollen, dann macht es schon etwas mit einem, wenn man umgehend gesagt bekommt, dass man dazu nicht taugt. Und dass man dann auch noch den Wunsch dieses jungen Menschen ablehnt, sich beweisen zu können.

Für Marie war in diesem Moment ein lebenslanger Traum zerstört. Schon seit ihrem fünften Lebensjahr war ihr klar, dass sie Krankenschwester werden wollte. Alle Praktika in ihrer Schulzeit gingen in diese Richtung; sie hat sie in Krankenhäusern, Altenheimen oder auch Arztpraxen absolviert. Sie hat nicht einmal einen Gedanken daran verschwendet, irgendetwas anderes zu machen.

Wer sich einmal in diese Situation hineinversetzt, versteht sehr schnell, was das Mobbing in einem so jungen Menschen kaputt macht.

IHR SEID NICHTS WERT

Die herablassende Art mancher Ärzte macht etwas mit den Menschen, und zwar nicht nur in dem Moment, in dem sie so behandelt werden, sondern dauerhaft. Denn auf diese Weise bekommen wir immer wieder vermittelt, wie wenig wir wert und wie viel besser andere sind. Ein Arzt genießt einen viel höheren Status, und deswegen glaubt so mancher Arzt, uns so behandeln zu können, wie es ihm gerade in den Sinn kommt.

Man weiß inzwischen schon recht lange, dass es einem Menschen und seiner psychischen Gesundheit nicht guttut, wenn er keinerlei Wertschätzung erfährt. Für uns in der Pflege ist genau das aber Alltag. Es ist ein Alltag, den wir bewältigen und mit dem wir umzugehen lernen müssen. Aber es ist eben auch ein Alltag, der für die vielen psychischen Probleme und Erkrankungen zumindest mitverantwortlich ist. Nur dass eben niemand darüber spricht.

Nun ja, wir sprechen schon darüber, aber es hört uns eben kaum jemand zu, weil wir ja eben nicht der Herr oder die Frau Doktor sind, für die es allein schon wegen des akademischen Titels selbstverständlich ist, dass sie Gehör finden und ihre Meinung beachtet wird.

Wir dagegen sind nur die kleinen Rädchen in dem riesigen Getriebe, das wir Gesundheitssystem nennen. Wir sind so kleine Rädchen, dass man uns eigentlich gar nicht kennen will, sondern einfach erwartet, dass wir funktionieren.

Dass gerade diese kleinen Rädchen aber einen großen Anteil daran haben, dass immer noch überhaupt etwas funktioniert, das wird dabei natürlich übersehen. Auch das macht uns traurig und hat damit letztlich einen Einfluss auf unsere psychische Gesundheit.

NÄCHSTER HALT: BURN-OUT

Dass der Grundstock für viele psychische Probleme in den Pflegeberufen schon während der Ausbildung gelegt wird, habe ich inzwischen hoffentlich ausreichend erklärt. Aber das ist eben nicht das Ende. Nach der Ausbildung folgt bekanntlich der Einstieg in das „wirkliche" Berufsleben. Dass der durchaus etwas holprig verlaufen kann, wurde ebenfalls schon angesprochen.

Vor allem aber geht es an diesem Punkt weiter mit der psychischen Belastung. Es kommt immer wieder etwas hinzu, und irgendwann wird es einem Menschen dann möglicherweise zu viel.

Beispielsweise ist mit dem Ende der Ausbildung das Thema der Krankmeldungen nicht abgehakt. Vielmehr führt die hohe Arbeitsbelastung weiterhin dazu, dass es immer wieder neue Krankmeldungen gibt.

Aber nun ist man eben nicht mehr in der Ausbildung, nun trägt man viel mehr Verantwortung. Man ist für die Patienten verantwortlich, und man ist zumindest mitverantwortlich dafür, dass der Laden läuft. Bin ich nun aber die Person, die sich immer wieder krankmeldet, dann trifft das natürlich die übrigen Kollegen noch stärker, weil ich ein gleichwertiges Mitglied der gesamten Pflegemaschinerie bin. Falle ich aus, müssen die Kollegen die Maschine ohne mich am Laufen halten. So ist es vielleicht wenig verwunderlich, wenn sie irgendwann auch Fragen stellen, warum sie immer für mich – beziehungsweise die eine immer wieder kranke Person – einspringen und zusätzlich noch deren Aufgaben erledigen müssen.

Das Ganze ist ein Teufelskreis. Die Stationen sind unterbesetzt, und diese Situation schlägt natürlich auf die Stimmung. Kommt man zur Arbeit, wird man direkt mit dieser Unzufriedenheit konfrontiert, was dann wieder auch die eigene Laune senkt.

Natürlich führt die Unterbesetzung außerdem zu Überlastungen, weil eben alle mehr arbeiten müssen. Weil aber niemand an zwei Orten gleichzeitig sein kann, werden auch die Patienten irgendwann sauer, weil sie das Gefühl haben, dass sich niemand um sie kümmert und sie nicht ausreichend versorgt werden. Das schlägt dann noch einmal zusätzlich auf das Gemüt der ohnehin überlasteten Pflegekräfte, und irgendwann wirkt sich die ständige Überlastung dann natürlich auch körperlich aus, weil die Menschen einfach an ihre Grenzen gelangt sind oder sie bereits überschritten haben.

Doch es geht immer weiter. Die unzufriedenen Patienten beschweren sich bei Pflegekräften oder Ärzten, aber natürlich zum Beispiel auch bei ihren Familien. Und dann rufen irgendwann auch die Angehörigen an, die ihrem Unmut Luft machen wollen. Das alles kann sich schließlich derart steigern, dass ein Mensch direkt auf einen Burn-out zusteuert. Irgendwann sind einfach keine Kraftreserven mehr übrig, der Mensch muss immer öfter zum Arzt und meldet sich immer häufiger krank.

Eines der Probleme dabei: Wenn wir von Burn-out reden, dann reden wir zumindest anfangs auch von Symptomen, die denen einer Depression nicht unähnlich sind. Da gibt es zum Beispiel die Kollegen, die mit sehr viel Eifer bei der Sache sind, die ihre Arbeit möglichst perfekt und vielleicht immer auch ein wenig besser als die anderen erledigen wollen. Irgendwann klagen solche Personen dann aber über Schlafstörungen, die nach einer Weile möglicherweise noch mit Bauchschmerzen einhergehen. Andere Symptome sind etwa Konzentrationsstörungen, Nervosität, Reizbarkeit, Antriebsschwäche oder ein Gefühl von Hoffnungslosigkeit. Wie gesagt – alles Symptome, die wir auch bei Depressiven sehen.

Um seine eigenen Symptome einordnen zu können, sollte man daher auf jeden Fall einen Arzt konsultieren, weil der eben unterscheiden kann, um welche Art von Problem es sich tatsächlich handelt. Der Arzt wird dann vermutlich eine mehrwöchige Ruhepause – also Krankmeldung – und gegebenenfalls auch Medikamente verordnen.

Das Problem ist damit natürlich nicht vollkommen aus der Welt geschafft, denn nach der Pause geht es ja wieder zurück auf die Station. Und da ist es dann wenig hilfreich, genauso weiterzumachen wie vor der Pause.

So theoretisch und knapp zusammengefasst, hört sich der Kampf gegen den Burn-out allerdings deutlich einfacher an, als er es in der Praxis ist. So ist es grundsätzlich natürlich gut, wenn sich die betroffene Person dazu entscheidet, bei der Arbeit etwas kürzerzutreten, vielleicht nicht so viele Stunden zu arbeiten und mehr auf sich zu achten. Nur steht dieser Theorie dann wieder die Praxis gegenüber. Und was die mit einem Menschen macht, hat zum Beispiel einmal die Gewerkschaft ver.di zusammengefasst: Dort nämlich geht man davon aus, dass Pfleger und Pflegerinnen spätestens mit Mitte vierzig oder mit fünfzig sowohl „physisch als auch psychisch komplett abgearbeitet“[15] sind. Mit der Folge, dass viele Pflegekräfte ihre berufliche Laufbahn schon deutlich früher beenden, als sie es eigentlich geplant hatten.

Wie bei der Depression ist es allerdings auch beim Burnout so, dass viele Menschen einfach nicht verstehen wollen, wie ernst eine solche Erkrankung ist. Beispielsweise bringen die Betroffenen nicht mehr die Kraft auf, aus dem Bett aufzustehen. Sie sind so erschöpft, weil sie weder psychisch noch physisch irgendwelche Reserven in sich mobilisieren können.

Schleppt sich die ausgebrannte Pflegekraft doch noch zur Arbeit, kann sie dann aber schon die kleinste Kleinigkeit aus der Bahn werfen. Es kann vorkommen, dass eine solche Person schon in Tränen ausbricht, weil etwa der Drucker einfach nicht so funktioniert, wie er es sollte. Es kann allerdings auch das Gegenteil passieren: dass diese Person nämlich sehr gereizt reagiert und dann auch aggressiv wird.

Doch auch wenn viele Pflegekräfte schon mit Mitte vierzig oder mit fünfzig ihre Grenzen erreicht haben, gibt es immer noch viele, die es tatsächlich bis zur Rente schaffen. Die sich über die Jahre schleppen, bis sie ihr Ziel – und damit den Ruhestand – wirklich erreicht haben. Nur können sie den oftmals kaum noch genießen. Denn nach all den Jahren der Überlastung kommen Körper und Geist nun plötzlich zur Ruhe – und entwickeln im schlimmsten Fall wirklich schwere Erkrankungen. So mancher Pflegekraft bleiben bloß ein oder zwei Jahre der Ruhe, bevor etwa ein Herzinfarkt ihr Leben beendet.

Ich kann dieses Phänomen am besten damit erklären, dass der Körper die Jahre der ewigen Belastung irgendwie überstanden hat, nun aber mit der plötzlich eintretenden Ruhe merkt, welche Baustellen es tatsächlich gibt – und genau damit nicht zurechtkommt.

Marie: Nun stell dich mal nicht so an

Marie ist seit inzwischen zehn Jahren Praxis-Anleiterin. Gerade in den letzten Jahren bemerkt sie, dass sich die Auszubildenden beziehungsweise die Generationen ändern. Es gibt heute deutlich mehr Auszubildende, die „schon Geschichte" mitbringen, etwa in Form einer Depression oder auch anderer psychischer Probleme, wobei die Depression nach Maries Erfahrung das häufigste Problem bei diesen jungen Menschen darstellt, neben familiären Problemen und Streitigkeiten im häuslichen Umfeld.

Vor einem Jahr etwa hatte Marie eine Auszubildende, die unter Depressionen litt und auch bereits medikamentös eingestellt war, wovon Marie aber zunächst noch nichts wusste. Eines Tages fand nun ausgerechnet diese Auszubildende in der Geriatrie einen Patienten im Bad in einer Blutlache liegend vor. Es stellte sich sofort heraus, dass für diesen Patienten jegliche Hilfe zu spät kam.

Die Auszubildende befand sich in einer absoluten Ausnahmesituation. Zum Glück bekam sie diverse Hilfsangebote, auch psychiatrischer Art, um das Trauma zu bewältigen, doch das alles half ihr nur wenig. Die Auszubildende konnte auf keine Klingel mehr gehen, da sie immer Angst hatte, sie würde erneut einen Verletzten oder gar Toten entdecken.

Marie habe ihr damals erklärt, dass sie nicht garantieren könne, mit welcher Situation die Auszubildende konfrontiert sein wird. Sie wisse eben auch nicht, was sich hinter „der Klingel" verbirgt. Ende vom Lied: Diese junge Frau hat ihre Ausbildung noch in der Probezeit beendet, weil sie das Gefühl hatte, den Job nicht mehr weitermachen zu können.

Für mich ist das ein weiteres Beispiel dafür, dass wir nicht vergessen dürfen, wie sehr bestimmte Situationen in der Pflege gerade junge Menschen belasten.

Auch in dem aktuellen Jahrgang der Auszubildenden hat es Marie wieder gleich mit mehreren Fällen von Depressionen zu tun – es ist mittlerweile also wirklich sehr viel geworden.

Deshalb findet Marie es sehr wichtig, diese Thematik aufzugreifen, darauf hinzuweisen. Denn diese und andere psychischen Probleme sind ihr Alltag, sie arbeitet jeden Tag mit den

Betroffenen. Für sie ist es daher ungemein wichtig, dass sie von den Problemen weiß, um besser darauf eingehen zu können.

Marie und die anderen Praxis-Anleiter versuchen immer, eine Vertrauensbasis zu den Auszubildenden aufzubauen, damit sie es zumindest einer Person sagen, wenn sie unter einer Depression oder anderen psychischen Problemen leiden. Natürlich kann man von so jungen Menschen nicht verlangen, dass sie sofort allen Kollegen davon erzählen – immerhin besteht die leider sehr reale Gefahr, dass sie dann gemobbt werden. Doch Marie findet es sehr wichtig, dass sie es zumindest den Praxis-Anleiterinnen sagen. Natürlich geht sie dann nicht über die Station und erzählt anderen davon. Es geht ihr einfach darum, dass sie besser einschätzen kann, warum dieser Mensch in bestimmten Situationen so handelt, wie er es eben tut.

Wenn Marie etwa weiß, dass eine Auszubildende ein Problem mit sterbenden Menschen hat, kann sie sich besser darauf einstellen. Sie hat es also im Hinterkopf und schickt die Person nicht einfach, ohne nachzudenken, auf ein Zimmer, in dem eben eine sterbende Person liegt. Leider aber fehlt vielen anderen Kollegen im Berufsalltag die Empathie, wenn sie es mit solchen Fällen oder Problemen zu tun haben.

Gerade kürzlich erst gab es in dem Krankenhaus, in dem Marie arbeitet, wieder den Fall, dass ein Patient gestorben ist. Die Stationsleiterin hat dann einfach einen Auszubildenden auf das Zimmer geschickt. Als sie gemerkt hat, dass er sich damit nicht wohlfühlt, lautete ihr einziger Kommentar: „Nun stell dich mal nicht so an." Am Ende hatte Marie die Sache auszubaden, denn der Auszubildende war von der Situation überfordert und hinterher sichtlich mitgenommen.

Das erfuhr Marie allerdings erst, als man sie und andere Praxis-Anleiter auf die Pflegeschule eingeladen hatte, wo die Auszubildenden „kollegiale Beratung" lernen sollten. Sie sollten also in einer Gruppe üben, sich gegenseitig Tipps zu geben.

Ein Schüler sagte also, dass er ein Problem einer bestimmten Art habe, und die anderen gaben ihm dann Ratschläge.

Marie war in der Gruppe gelandet, in der sich besagter Auszubildender von ihrer Station befand. Und der war es auch, der ein Thema vorschlug – nämlich das Thema der Begegnung mit dem toten Patienten. Er erzählte, dass er einfach in das Zimmer geschickt worden war, dass man ihm gesagt hatte, er solle das jetzt einfach machen. Und er berichtete auch davon, dass ihm anschließend keine Gelegenheit gegeben worden war, über das Erlebte zu sprechen. Niemand hat ihn gefragt, wie er damit zurechtkam, dass er gerade zum ersten Mal im Leben einen toten Menschen gesehen hatte. Niemand hat ihn gefragt, ob das für ihn okay sei.

Damals in der Gruppensituation wollte der junge Kollege die Sache eigentlich schon abschütteln. Er betonte, dass es eigentlich kein Thema mehr für ihn sei. Da er es aber angesprochen hatte, hat Marie sich sehr schnell gedacht, dass es ihn wohl doch noch viel mehr beschäftigte, als er zugeben wollte. Also hat sie ihm im Anschluss an die Veranstaltung gesagt, dass er mit ihr darüber sprechen könne, dass er ihr auch sagen könne, wer ihn auf das Zimmer und damit in diese Situation geschickt habe. Aber nur, wenn er das auch möchte.

Weil Marie, wie sie es ausdrückt, in solchen Situationen quasi die Schweiz ist, sie ist neutral. Marie geht nicht auf einen Kollegen zu, wenn der Auszubildende es nicht will. Manchmal sage sie zwar schon, dass es Sinn machen würde, mit allen Beteiligten zu sprechen, um so eine Situation aufzuklären. Manchmal besteht ihr Job aber auch einfach nur im Zuhören.

Leider ist dieses Erlebnis für Marie kein Einzelfall. Sie kommt sehr häufig in die Situation, dass sie Dinge ausbaden muss, die im Alltag schieflaufen.

PSYCHISCHE ERKRANKUNGEN TEIL 2: ANGST-, PANIK- UND ESSSTÖRUNGEN

ANGSTSTÖRUNG

Bei Angststörungen in der Pflege stellt sich immer auch die Frage, von welcher Seite man das Thema betrachtet. Denn natürlich gibt es immer wieder Patienten, die Ängste haben – vor einer Diagnose, einer Behandlung. Das ist zunächst mal keine Störung, sondern eine normale Reaktion auf die Situation. Auf der anderen Seite aber gibt es auch viele Patienten und auch Pflegekräfte, die tatsächlich unter einer Angststörung leiden. Wobei man dann aber noch einmal etwas in die Tiefe gehen muss, um das Thema zu verstehen. Denn Angst und eine Angststörung sind nicht dasselbe.

Grundsätzlich ist Angst zu bekommen für den Menschen in bestimmten Situationen eine sinnvolle und wichtige Reaktion. In der Geschichte der Menschheit war die Angst immer auch ein Schutzmechanismus: Die Angst versetzt uns in bedrohlichen Situationen quasi in Alarmbereitschaft, sodass wir auf die Gefahr schnell reagieren können, indem wir zum Beispiel die Flucht ergreifen. Die Angst zeigt sich dann etwa in einem merklich pochenden Herzen, in zitternden Händen und auch darin, dass sich unsere Gedanken regelrecht überschlagen auf der Suche nach einer Lösung beziehungsweise einem Ausweg. Ist die gefährliche Situation dann überstanden, verschwindet die Angst wieder.

Die Angststörung jedoch unterscheidet sich deutlich von dieser sinnvollen Angstreaktion.[16] Denn nun wird die Angst zu einem ständigen Begleiter. Nicht zuletzt tritt sie auch in Situationen auf, die ganz objektiv keinerlei Bedrohung für uns darstellen. Der Mensch fürchtet sich also vor einer Situation, die auf einen gesunden Menschen völlig ungefährlich wirkt.

Dabei ist die empfundene Angst für die Betroffenen allerdings keine reine Einbildung. Sie empfinden sie vielmehr als sehr real, und auch ihr Körper reagiert entsprechend, etwa mit Atemnot, Schwitzen und Herzrasen. Laut der Allgemeinen Ortskrankenkasse AOK leiden in Deutschland etwa neun Prozent der Männer und einundzwanzig Prozent der Frauen im Alter von achtzehn bis neunundsiebzig Jahren an einer Angststörung.[17]

Zur Erklärung der Unterschiede zwischen normaler Angst und einer Angststörung hier noch einige kurze Beispiele. Nehmen wir etwa an, in einem Zimmer befindet sich eine Spinne. Menschen mit normalen Ängsten mögen Spinnen vielleicht nicht, sie ekeln sich eventuell sogar davor, aber sie können ihre Angst beherrschen, fangen die Spinne zum Beispiel ein und bringen sie nach draußen. Menschen mit einer Angststörung in Form einer Spinnenphobie hingegen empfinden es einfach als unerträglich, in dem Raum zu sein. Sie geraten beim Anblick einer Spinne in Panik, und sie vermeiden es grundsätzlich, Räume zu betreten, in denen sie Spinnen vermuten – zum Beispiel den Keller.

Andere Situation: Wir sollen einen Vortrag vor vielen Menschen halten. Hier ist es völlig normal, vor dem Vortrag aufgeregt zu sein und in gewissem Maße Angst zu haben. Diese Angst verschwindet in der Regel aber, wenn wir unseren Vortrag begonnen haben. Menschen mit einer Angststörung wiederum tun alles dafür, dass sie die Situation vermeiden können, sie melden sich vielleicht sogar unter einem Vorwand krank.

Die Frage ist nun natürlich: Woher kommt das? Warum leiden Menschen unter Angstattacken, obwohl es dafür eigentlich gar keinen Grund gibt?

Tatsächlich können sich hinter einer Angststörung sehr unterschiedliche Ursachen verbergen. Beispielsweise kann es sich um eine genetische Veranlagung handeln, die schließlich zu einer Angststörung führt. In anderen Fällen hat die eigene Erziehung etwas damit zu tun – etwa, wenn man als Kind übermäßig behütet aufwächst und dann später plötzlich auf sich allein gestellt ist. In wieder anderen Fällen lösen bestimmte Lebenssituationen die Ängste aus, zum Beispiel eine Scheidung, finanzielle Probleme oder der Tod eines nahen Angehörigen.

Speziell Menschen in Pflegeberufen haben zudem immer wieder mit Situationen zu tun, die Ängste auslösen und dann schließlich auch zu Angststörungen führen können. Dazu zählen etwa der immer wieder auftretende Zeitdruck, Konflikte im Team und nicht zuletzt die ständige Konfrontation mit den Themen Krankheit und Tod.

Verkompliziert wird die Angelegenheit jedoch noch zusätzlich dadurch, dass der Übergang zwischen normaler Angst und einer Angststörung fließend ist. Laut der AOK gibt es jedoch eine Reihe von Anhaltspunkten, um herauszufinden, ob man unter einer Störung leidet, die mithilfe eines Therapeuten behandelt werden sollte. Behandlungs- oder zumindest Beratungsbedarf besteht demnach etwa, wenn wir täglich über unsere Ängste nachdenken oder wenn wir erkennen, dass die Ängste unsere Lebensqualität einschränken, weil wir eben eigentlich harmlose Situationen vermeiden. Ähnlich sieht es aus, wenn die Arbeit oder die Partnerschaft schon unter den Ängsten leiden. Eigentlich selbstverständlich ist es, dass Behandlungsbedarf besteht, wenn wir unsere Ängste mit Drogen bekämpfen oder wenn wir Suizidgedanken in Zusammenhang mit den Ängsten haben.

Und wenn von Behandlungsbedarf die Rede ist, dann steht genau das nicht zuletzt auch für die gute Nachricht, dass die Angststörungen in der Regel gut mit Psychotherapien bekämpft werden können. Medikamente können zusätzlich dabei unterstützen, sich den eigenen Ängsten zu stellen und dann auch wieder ein Stück Lebensqualität zurückzugewinnen.

Übrigens ist Angststörung nicht gleich Angststörung. Unterschieden wird vielmehr in drei Kategorien. Da gibt es etwa die generalisierte Angststörung. Hier sind die Ängste nicht auf bestimmte Situationen beschränkt. Betroffene leben vielmehr in der ständigen Angst, dass zum Beispiel ihnen selbst oder vielleicht Angehörigen etwas geschieht, es zu einem Unfall oder einer Krankheit kommt. Phobien wiederum haben immer einen speziellen Auslöser: Mal sind es Tiere wie Spinnen, mal Gegenstände wie etwa eine Spritze, in anderen Fällen dann sind es große Menschenmengen, die eine Phobie auslösen. Die dritte Gruppe stellen Panikattacken dar, die hier jedoch in Form der Panikstörung in einem eigenen Kapitel behandelt werden sollen.

PANIKSTÖRUNG

Panikstörung und Angststörung sind eng verwandte psychische Erkrankungen. Denn letztlich zeigt sich die Panikstörung in Panikattacken, die sich wiederum in Form besonders extremer Ängste vor einer realen oder eingebildeten Bedrohung darstellen.

Menschen, die unter Panikattacken leiden, ist allerdings mit der Erklärung von Begrifflichkeiten wenig geholfen. Denn für den Betroffenen gehen diese Attacken auch mit körperlichen Symptomen einher, die meist noch einmal zusätzlich bedrohlich wirken.

Häufig kommt es bei einer solchen Attacke zu einer regelrechten Kettenreaktion im Körper. Das Herz rast, und es fühlt sich an, als würde einem die Luft abgeschnürt. Das Stresshormon Adrenalin wird ausgeschüttet, die Muskeln angespannt, kalter Schweiß bricht aus, und es wird einem eventuell schwindelig. All das zusammen führt dazu, dass der Betroffene tatsächlich Todesangst verspürt.

Das Problem besteht unter anderem darin, dass sich eine Panikattacke in einer Vielzahl von Symptomen äußert, die immer wieder unterschiedlich sein können und die, jedes für sich genommen, zunächst harmlos klingen mögen. Denn neben den schon erwähnten Symptomen zählt dazu auch das Gefühl, weiche Knie zu bekommen, Übelkeit oder vielleicht ein Augenflimmern.

Insgesamt führen diese einzelnen und meist harmlos wirkenden Faktoren bei einer Panikattacke aber dazu, dass der Mensch das Gefühl hat, die Kontrolle zu verlieren. Er glaubt, neben sich zu stehen, und manchmal sogar, nun plötzlich verrückt zu werden. Nicht selten ist zudem, dass Personen bei einer Panikattacke die Angst spüren, sie müssten nun sterben.[18]

Wenn es einen Punkt gibt, der sich in Zusammenhang mit dem Thema Panikattacke positiv hervorheben lässt, dann ist es wohl der Umstand, dass die Attacke meist recht schnell wieder vorüber ist. Oft ist das Ganze schon nach wenigen Minuten vorbei, in der Regel geht man von einer Dauer von rund dreißig Minuten aus, danach verschwinden die Symptome dann von selbst wieder. Nur in Ausnahmefällen wird von Panikattacken berichtet, die sich über Stunden hinziehen.

Die Häufigkeit, mit der solche Attacken auftreten, ist wiederum von Mensch zu Mensch verschieden. Manche berichten von gleich mehreren solcher Attacken an einem Tag, andere erleiden sie einmal im Monat – und wieder andere vielleicht nur ein einziges Mal in ihrem Leben.

Noch etwas kann positiv hervorgehoben werden: Solche Attacken sind zwar schwer auszuhalten, am Ende jedoch nicht gefährlich. Problematisch wiederum ist vermutlich, dass die beste Maßnahme zur Bekämpfung einer solchen Attacke genau darin besteht, wonach dem Menschen am wenigsten zumute ist, wenn er gerade eine Attacke erleidet: nämlich einfach ruhig zu bleiben und auch ruhig zu atmen.

Wer aber meint, zu Nikotin, Koffein oder Alkohol greifen zu müssen, um wieder runterzukommen, der tut in Bezug auf seine Panik genau das Falsche. Diese Substanzen können die Panik noch fördern und sollten daher möglichst gemieden werden. Stattdessen ist es wichtig, auf genügend Schlaf zu achten, sich auch mal sportlich zu betätigen und vielleicht ein paar Entspannungsübungen zu lernen.

Problematisch wiederum wird die Sache, wenn Panikattacken tatsächlich häufiger auftreten, denn das kann dazu führen, dass der Mensch Angst vor der Angst entwickelt. Er oder sie vermeidet dann vielleicht Tätigkeiten, die in irgendeinem Zusammenhang mit einer vergangenen Panikattacke standen. Auch kann es sein, dass bestimmte Orte gemieden werden, an denen es bereits zu einer Attacke gekommen ist. Das wiederum kann dazu führen, dass der Mensch sich sozial zunehmend isoliert und sich aus der realen Welt mehr und mehr zurückzieht. Weitere mögliche Folgen in Zusammenhang mit Panikattacken sind unter anderem Depressionen und Schlafstörungen, Probleme in der Partnerschaft oder im Job.

Treten Panikattacken häufiger auf, ist es daher ratsam, sich rechtzeitig professionelle Hilfe zu holen. In der Regel sind Hausärzte eine gute erste Adresse auf dem Weg zur Besserung, da sie die Patienten häufig schon ganz gut kennen und sie zu den Spezialisten überweisen können. Wie bei anderen psychischen Störungen und Erkrankungen auch ist es möglich, die Panikstörung mit einer Psychotherapie und vielleicht auch medikamentös zu behandeln.

ESSSTÖRUNG

Essstörung ist ein Oberbegriff, hinter dem sich sehr unterschiedliche Krankheitsbilder verbergen. Beispiele sind etwa Anorexie, Bulimie und Binge-Eating-Störung, die sich allesamt durch gestörtes Essverhalten, extremes Gewichtsmanagement und eine verzerrte Körperwahrnehmung auszeichnen.

Aber der Reihe nach. Erst einmal sollte erklärt werden, was sich hinter den oben genannten Fachbegriffen verbirgt. Das Wort Anorexie setzt sich aus dem altgriechischen „an" für ohne und „orexie" für Verlangen zusammen und steht damit für das Symptom der Appetitlosigkeit – man hat eben kein Verlangen nach Essen. Es gibt jedoch verschiedene Ausprägungen besagter Anorexie: Anorexia mirabilis etwa beschreibt spirituelles Fasten, Anorexia athletica wiederum Essstörungen bei Sportlern.

Sprechen wir jedoch im Alltag von einer Anorexie, dann meinen wir damit in der Regel die Anorexia nervosa – die Magersucht. Bei der nun handelt es sich um eine schwerwiegende Krankheit, die unbedingt behandelt werden muss.[19] Typisch ist, dass Magersüchtige von Außenstehenden als auffallend dünn wahrgenommen werden, sie selbst aber halten sich meist für zu dick, nehmen sich als unförmig wahr. Aus der Befürchtung heraus, noch dicker und unförmiger zu werden, nehmen sie dann noch weniger Nahrung zu sich und magern weiter ab, was schließlich lebensbedrohlich werden kann.

Der Beginn einer Magersucht liegt meist in der Pubertät, es können jedoch auch junge Erwachsene oder Kinder unter dreizehn Jahren daran erkranken. Als Ursachen gelten unter anderem erbliche Faktoren oder aber auch ein gestörtes Essverhalten schon in der frühen Kindheit sowie ein früheres strenges Diäthalten. Hinzu kommen dann bestimmte Persönlichkeitsmerkmale wie ein geringes Selbstwertgefühl und hohe Ansprüche an das eigene Aussehen. Auch gesellschaftliche Faktoren wie ein bestimmtes Schönheitsideal können eine Rolle spielen. Die Faktoren, die die Krankheit schließlich auslösen: etwa traumatische Erlebnisse wie eine Trennung oder Mobbing, die körperlichen Veränderungen und die hormonelle Umstellung im Rahmen der Pubertät.

Ist der Mensch schließlich an Magersucht erkrankt, zieht das natürlich verschiedenste körperliche Beschwerden nach sich, schließlich wird der Körper nicht mehr ausreichend mit Nährstoffen versorgt. Manche Betroffene klagen etwa über Hautveränderungen, bekommen Haarausfall. Außerdem kann es zu einer Verzögerung der Pubertät und einer verzögerten körperlichen Entwicklung kommen.

All das macht deutlich, dass eine Magersucht einer ärztlichen Behandlung bedarf. Das Problem dabei besteht vor allem darin, dass die Betroffenen sich erst einmal gar nicht als krank ansehen und daher häufig sehr spät oder gar zu spät einen Arzt aufsuchen.

Wird die Krankheit behandelt, geht es nicht zuletzt auch darum, wie schwer die Erkrankung ist. Je nach Schwere setzt man entweder auf eine ambulante, eine tagesklinische oder eben eine stationäre Behandlung. Grundsätzlich geht es jedoch immer darum, die Patienten wieder zu einem gesunden Essverhalten und einer gesunden Körperwahrnehmung zu führen.

Die Bulimie wird im Deutschen häufig Ess-Brech-Sucht genannt. Hierbei handelt es sich ebenfalls um eine schwerwiegende psychische Erkrankung, die ärztlich behandelt werden muss. Die Betroffenen befinden sich bei der Bulimie in einem andauernden ungesunden Kreislauf: Erst haben sie ein starkes und meist unkontrollierbares Verlangen nach Essen, dann wieder führen sie selbst ein Erbrechen herbei, aus der Furcht heraus, durch die verzehrte Nahrung zuzunehmen.

Die Bulimie tritt meist in der späteren Jugend oder aber im jungen Erwachsenenalter auf. Sie ist bei Mädchen beziehungsweise jungen Frauen besonders häufig, doch auch Jungen oder junge Männer erkranken an Bulimie.

Ähnlich wie bei der Anorexie unterscheidet man bei der Bulimie Ursachen und Auslöser. Die wiederum sind ebenfalls recht ähnlich. Als Ursachen gelten unter anderem eine erbliche Veranlagung, traumatische Erlebnisse wie Missbrauch oder das gesellschaftliche Schönheitsideal eines schlanken Körpers[20], als Auslöser zum Beispiel das Einsetzen der Pubertät oder auch starker Stress etwa durch Mobbing oder eine Trennung. Ebenfalls mögliche Auslöser sind körperliche Faktoren wie ein Diabetes Typ 1 oder Übergewicht vor dem Einsetzen der Erkrankung.

Bei einer ärztlichen Behandlung werden die Erkrankten dann im Rahmen einer Therapie wieder an ein gesundes Essverhalten herangeführt. Meist ist aber im Anschluss noch eine Nachsorge notwendig, da es immer wieder auch zu Rückfällen kommen kann.

Die Binge-Eating-Störung zeichnet sich, schlicht gesagt, durch die erste Hälfte der Bulimie-Merkmale aus. Die Menschen haben also wiederkehrende Essanfälle, sie versuchen jedoch nicht, einer möglichen Gewichtszunahme durch Erbrechen entgegenzuwirken.

Der englische Begriff Binge bedeutet übersetzt „Gelage". Das Binge-Eating beginnt meist später als eine Magersucht, tritt in der späteren Jugend oder im jungen Erwachsenenalter auf. Außerdem gibt es hier keine Unterschiede zwischen den Geschlechtern, Männer und Frauen sind also gleichermaßen betroffen.[21]

Die Folgen des Binge-Eatings sind zunächst fast selbsterklärend: Die meisten Patienten sind übergewichtig, viele dann sogar stark übergewichtig, also adipös. Das aber führt zu weiteren körperlichen Beschwerden. Es kann also zu Herz-Kreislauf-Problemen kommen, Rücken- und Gelenkbeschwerden können auftreten, und Diabetes zählt ebenfalls zu den möglichen Folgen. Hinzu kommt, dass das Binge-Eating häufig mit anderen psychischen Erkrankungen wie einer Depression oder einer Angststörung einhergeht.

Binge-Eating ist also eine Krankheit, die einen Menschen im mehrfachen Wortsinn schwer belastet. Und sie ist daher dringend behandlungsbedürftig. Doch auch diese Patienten zögern oft den Gang zum Arzt heraus, nicht zuletzt aus Angst, wegen ihrer Störung beziehungsweise Sucht verurteilt zu werden.

Im Rahmen einer Therapie werden die Erkrankten wieder an ein gesundes Essverhalten herangeführt, außerdem kann bei Übergewichtigen im Rahmen der Behandlung die Gewichtsreduktion eine Rolle spielen. Wie bei den schon beschriebenen Essstörungen kann es jedoch auch hier zu Rückfällen kommen, sodass eine Nachsorge wichtig ist.

EINE FRAGE DER PERSÖNLICHKEIT

Grundsätzlich muss man zum Thema der psychischen Probleme in Pflegeberufen auch sagen, dass es immer eine Frage der Persönlichkeit ist, wen es trifft und wen nicht. Jeder Mensch geht mit Belastungen anders um, manchen gelingt das besser, anderen schlechter.

Außerdem ist es wichtig zu verstehen, dass es sich meist um einen schleichenden Prozess handelt. Dass es eben nicht den einen wirklich festzumachenden Moment gibt, in dem das Problem erstmals auftritt.

Ich habe einmal versucht, diesen Prozess in einem meiner Schwester-Rabiata-Videos humorvoll aufzuarbeiten. Dabei ging es, kurz gesagt, darum, dass ein Mensch im ersten Berufsjahr vielleicht noch voller Freude und mit viel Engagement zur Arbeit kommt. Im zweiten Jahr ist dann doch schon der eine oder andere Kaffee notwendig, um sich zu motivieren und auf die Beine zu kommen. Im dritten Jahr wiederum verdreht man beim bloßen Gedanken an die Arbeit vielleicht nur noch die Augen, und irgendwann hat man dann gar keine Lust mehr, zur Arbeit zu gehen, ist schon von den kleinsten Dingen genervt. So geht es über das gesamte Berufsleben weiter, wird schlimmer und schlimmer, bis alles schließlich in einem Burn-out mündet.

Wir alle haben diesen Beruf ja ergriffen – davon gehe ich jedenfalls aus –, weil wir Menschen helfen wollten. Wir alle wollten Menschen Gutes tun. Doch irgendwann wird genau das vom Alltag in den Hintergrund gedrängt. Es kommt der Punkt, an dem man vielleicht einfach nicht mehr so gerne mit Patienten sprechen mag, weil es einen nur noch weiter runterzieht. Oder es kommt dazu, dass man einen Patienten nicht mehr wirklich ernst nimmt, der sich zum Beispiel über Rückenschmerzen beklagt. Weil man selbst inzwischen fast schon selbstverständlich damit lebt, ständig müde zu sein, Rücken- und Kopfschmerzen zu haben.

Und das hat dann noch weitreichendere Folgen. Nach so einem Moment, in dem man von dem Patienten genervt ist, folgt vielleicht ein anderer, in dem einem klar wird, dass man inzwischen schon nicht mehr die Person ist, die sich damals für den Pflegeberuf entschieden hat. Dass man abgestumpft ist, sich nicht mehr aufopfernd um den einen oder anderen Patienten kümmert. Was wiederum einen weiteren Meilenstein in Richtung des endgültigen Burn-outs darstellt.

Und natürlich ist der berufliche Alltag nicht alles. Häufig führt der berufliche Stress dazu, dass es im Privatleben nicht mehr so reibungslos klappt. Auch dort tauchen Schwierigkeiten auf, die dann gemeinsam mit den beruflichen Problemen die Situation noch einmal verschlimmern.

Rabiatas Welt

Rabiata sitzt mit Kollegen im Dienstzimmer, als die Notfallklingel läutet.

Rabiata: „Ich geh da nicht rein."

Uschi: „Vielleicht ist es ja wirklich ein Notfall!?"

Rabiata: „Die Patientin hat jetzt zum zehnten Mal binnen dreißig Minuten geklingelt – ich nehm der die Schelle weg!"

Marie: Alleinerziehend + zweihundert Überstunden = Panikattacke

Für Marie gab es vor ein paar Jahren einen Moment, in dem sie wusste, dass sie in ihrem Leben etwas ändern muss. Sie hatte damals zweihundert Überstunden angesammelt und „nebenbei" noch als Alleinerziehende ein kleines Kind zu versorgen. Sie habe Nachtdienste, Frühdienste, sie habe einfach alles gemacht.

Nach der Geburt ihres Kindes ist Marie acht Monate zu Hause geblieben, doch danach ging es gleich wieder los. Zunächst noch mit einer Sechzig-Prozent-Stelle, aber als Alleinerziehende brauchte sie einfach mehr Geld. Sie habe daher sogar an Weihnachten die Nachtdienste übernommen, weil sie sich sagte: „Nachts schläft die Kleine sowieso, also kann ich dann auch arbeiten".

Das alles ging eine ganze Weile so, es ging auch eine ganze Weile noch gut – doch im Jahr 2016 hatte Marie ihre ersten Panikattacken.

„Ich wusste zunächst gar nicht, was mit mir los war, weil ich so etwas bei mir einfach nicht kannte. Doch es wurde so schlimm, dass man mich mit dem Rettungswagen in ein Krankenhaus bringen musste. Damals allerdings hätte ich das Geschehene noch nicht einmal als Panikattacke bezeichnen können. Ich war zwar für eine Weile ausgeknockt, doch es hat einige Jahre gedauert, bis mir das Ausmaß wirklich bewusst geworden ist. Anfangs fühlte es sich einfach so an, als hätte jemand mit dem Finger geschnippt und es war vorbei."

Heute weiß Marie, dass ihre Lebensumstände dazu geführt haben, dass sie dazu führen mussten, weil sie ständig nur gearbeitet hat. Zudem war sie damals noch eine Perfektionistin, die bei aller Belastung immer alles möglichst perfekt machen wollte. War die Arbeit vorbei und Marie hatte Feierabend, ging die Arbeit natürlich zu Hause weiter, wo sie sich um ihre – über alles geliebte – Tochter kümmern musste, bis es nach meist viel zu wenig Schlaf wieder zurück zur Arbeit ging, wo alles von vorne begann.

Damals war das Kind drei Jahre alt, heute ist sie ein Teenager. Marie habe daher heute auch die Freiheit, zum Beispiel mal zum Sport zu gehen – das aber geht eben nicht, wenn das Kind gerade drei Jahre alt ist. Deswegen habe sie einfach funktionieren müssen. Wie problematisch das war, hat sie allerdings damals noch nicht realisiert.

„Für mich war zu der Zeit Stress immer noch ein Fremdwort. Weil ich immer diejenige war, die behauptete, sie würde so etwas wie Stress nicht kennen."

Was Marie hier berichtet, ist leider ein Problem, über das in der Pflege viel zu wenig nachgedacht wird. Denn gerade Frauen beziehungsweise junge Mütter sind einer doppelten Belastung ausgesetzt – vor allem, wenn sie alleinerziehend sind. Sie haben zu Hause ein Kind zu versorgen, doch um dieses Kind versorgen zu können, müssen sie Geld verdienen und oft mehr arbeiten, als ihnen guttut. Dass jemand wie Marie dann eine Panikattacke erleidet, kann ich sehr gut nachvollziehen. Irgendwann wird es einfach zu viel. Auf der Arbeit wird von dir erwartet, dass du immer wieder mal einspringst, dass du Überstunden machst. Gleichzeitig musst du dich dann noch darum kümmern, dass das Kind versorgt ist, vielleicht einen Babysitter suchen. Du hast Angst um dich, das Kind, um deine Zukunft. Denn bei alldem musst du ja auch dafür sorgen, dass du deinen Job behältst. Was die Arbeitgeber ebenfalls wissen und was sie nutzen, womit sie sogar spielen. „Du willst bei uns arbeiten, aber du willst keine Überstunden machen? Du willst nicht einspringen, wenn Not am Mann ist? Na, dann haben wir aber ein Problem …"

Rabiatas Welt

Rabiata zu einer Patientin: „So, ich spüle jetzt einmal den Zugang ..."

Patientin: „Halt! Das wird bei mir nicht gemacht! Ich bin selbst Krankenschwester – wir machen das in unserem Haus schon lange nicht mehr."

Rabiata: „Es ist aber neuer Standard, dass wir das einmal durchspülen."

Patientin: „Das ist mir egal!"

Rabiata: „Der Zugang ist aber dicht!"

Patientin greift zur Kanüle: „Ich kann das auch selbst."

Rabiata steht wortlos auf und will das Zimmer verlassen, als die Patientin sagt: „Halt, stopp! Was ist eigentlich mit meinem Labor? Ich möchte mein Labor ausgedruckt haben, weil ich die Werte von heute mit denen von morgen vergleichen will."

Nach einer Weile kehrt Rabiata zurück, um den Zugang zu entfernen.

Patientin: „Den habe ich schon selbst rausgezogen."

BIS DASS DER JOB EUCH SCHEIDET

Bei vielem, was ich bis jetzt zum Thema gesagt habe, ging es unausgesprochen immer auch darum, dass sich Menschen für den Pflegeberuf entscheiden und dann dabeibleiben – bis irgendwann gar nichts mehr geht. Die Realität allerdings sieht so aus, dass viele Pflegeschüler es heute nicht einmal bis zum Examen aushalten. Nicht weniger als dreißig Prozent brechen ihre Ausbildung vorzeitig ab[22] – so viele wie in kaum einem anderen Beruf. Als Grund dafür gilt einerseits die hohe Arbeitsbelastung, viele Schüler werden aber auch mit den emotionalen Anforderungen nicht fertig.

Und von denen, die ihr Examen ablegen und anschließend in dem erlernten Beruf arbeiten, bleiben ebenfalls nicht alle bis zum Rentenalter dabei. Die Techniker Krankenkasse TK hat vielmehr ermittelt, dass Altenpfleger durchschnittlich gerade einmal 8,4 Jahre im Job bleiben, in der Krankenpflege sind es immerhin 13,7 Jahre.[23] Geht man allerdings davon aus, dass Schüler spätestens im Alter von zwanzig ihre Ausbildung abgeschlossen haben, dann verlassen sie den Job mit nicht einmal Mitte dreißig. Einem Alter also, in dem noch Jahrzehnte Berufsleben vor ihnen liegen. Hinzu kommt laut der Kasse, dass etwa die Hälfte aller Pflegekräfte in Krankenhäusern nur in Teilzeit arbeitet. Warum das der Fall ist, hat man nicht ermittelt, aber es ist naheliegend, dass die Überlastung bei Vollzeitarbeit durchaus eine Rolle spielt.

Für den Arbeitsalltag ist das eine zwiespältige Sache. Natürlich verstärken sich der Personalmangel und die Arbeitsbelastung, wenn Fachkräfte früh aus dem Job aussteigen. Auf der anderen Seite sind so aber weniger von denjenigen in Pflegeberufen, die diese Arbeit zu stark belastet.

Denn wir dürfen bei allem nicht die andere Seite vergessen, nämlich die der Patienten. Patienten merken durchaus, wenn mit den Pflegekräften etwas nicht stimmt. Machen also Pfleger und Pflegerinnen den Eindruck, überlastet zu sein und damit auch keine oder nur wenig Zeit für ihre Patienten zu haben, dann führt das irgendwann dazu, dass die Patienten selbst unruhig werden.

Demenzpatienten beispielsweise reagieren sehr stark darauf, wenn um sie herum Unfrieden herrscht, wenn an allen Ecken und Enden Hektik ausbricht. Sie beruhigen sich aber ebenfalls sehr schnell, wenn man ruhig auf sie zugeht, mit sanfter und freundlicher Stimme mit ihnen spricht, vielleicht ihre Hand hält. Denn selbstverständlich spielt auch bei diesen Patienten die Psyche eine entscheidende Rolle. Hektik führt unter anderem dazu, dass sie nicht einschlafen können, geht dagegen alles entspannt zu, kommen die Patienten viel besser zur Ruhe und verspüren vielleicht sogar weniger Schmerzen.

Alles hängt am Ende mit allem zusammen. Wird etwa ein Patient unruhig, hat das auch Einfluss auf andere Patienten, die vielleicht in dem Zimmer liegen. Werden nun aber alle Patienten unruhig, verstärkt das natürlich die Hektik der Pflegekräfte, die sich plötzlich um so viele Patienten gleichzeitig kümmern müssen. Diese Hektik wiederum führt einmal mehr zu Stressbelastungen, die dann irgendwann wieder in einem Burn-out münden können.

Umgekehrt führt eine entspannte Stimmung auf der Station dazu, dass die Pflegekräfte eine deutlich ruhigere Ausstrahlung haben, die wiederum die Stimmung der Patienten verbessert und ihnen am Ende bei der Gesundung hilft. Wie gesagt: Alles hängt eben mit allem zusammen. Und genau deswegen ist Mental Health in der Pflege so ein wichtiges Thema.

Das ist übrigens keine bloße Theorie, wir können es im Alltag immer wieder beobachten. Denn es gibt Stationen, auf denen immer das sprichwörtliche Chaos herrscht. Dort sind die Pflegekräfte überlastet, sie sind hektisch, und sie übertragen diese Hektik auf die Patienten.

Es gibt durchaus auch Stationen, auf denen es geregelter und damit entspannter zugeht. Und es lässt sich beobachten, dass es dort den Patienten besser geht. Dass die Patienten weniger Schmerzen haben, dass sie deswegen weniger klagen und damit wieder den Pflegekräften ein entspannteres und angenehmeres Arbeiten ermöglichen.

Das gilt nicht nur für das Verhältnis zwischen Patienten und Pflegekräften, sondern ebenso für das Verhältnis von Ärzten und Pflegepersonal. Denn ein gestresster Arzt fühlt sich irgendwann nicht mehr in der Lage, mit den Patienten vernünftige oder ausführliche Aufklärungsgespräche zu führen. So ein Arzt kommt vielleicht auf die Station gerauscht, sagt einem Patienten, dass ihm morgen ein Bein amputiert wird, und ist danach auch schon wieder weg. Was das in dem Patienten auslöst, kann man sich leicht vorstellen, und das führt natürlich in der Folge einmal mehr zu verstärktem Stress bei den Pflegekräften, die diesen Patienten zu betreuen haben.

Noch einmal zurück zum Thema „Nach zehn Jahren …“: Ich habe mich kürzlich mit einem Freund unterhalten, der kurz zuvor sein Examen abgelegt hatte. Obwohl also sein Berufsweg gerade erst begonnen hatte, sagte er mir, dass er vermutlich nicht länger als zwei oder drei Jahre in der Pflege arbeiten wolle. Das eigentlich Überraschende daran war allerdings seine Begründung, denn die hatte nichts mit der Arbeit an sich, der physischen oder psychischen

Belastung zu tun, sondern der Grund waren vor allem die Kollegen, allen voran die älteren Kollegen, die schon viele Jahre dabei waren, denn die stellten für meinen Freund vor allem ein abschreckendes Beispiel dar. Er wollte nur besagte zwei oder drei Jahre in der Pflege arbeiten, um nicht irgendwann so zu werden wie diese Kollegen. Er kannte auch die Beispiele von Menschen, die sich zur Rente geschleppt und regelrecht kaputtgearbeitet hatten, um dann kurz nach Renteneintritt zusammenzuklappen.

Tatsächlich ist es ja so, dass wir aus nächster Nähe miterleben, wie unsere älteren Kollegen sich quasi selbst zerstören. Ab einem Alter von etwa fünfzig Jahren ist zu erkennen, wie die Menschen zunehmend labiler werden. Man spürt förmlich, dass sie ab dieser Grenze mit dem Stress nicht mehr so gut klarkommen. Vorher haben viele Kollegen und Kolleginnen, die es überhaupt so weit oder so lange im Pflegeberuf geschafft haben, sich eine Strategie angeeignet, mit der sie irgendwie den Stress und all die anderen Belastungen bewältigen konnten, doch irgendwann kommt eben der Punkt, an dem diese Bewältigungsstrategien nicht mehr funktionieren. Ab einer bestimmten Lebensphase reichen dann manchmal schon Kleinigkeiten, um diese erfahrenen Pflegekräfte aus dem Gleichgewicht zu bringen.

Man kann das sehr gut beobachten, wenn einmal mehr los ist auf Station. Wenn das Stresslevel spürbar ansteigt, können diese älteren Kollegen plötzlich nicht mehr aus ihren Erfahrungen schöpfen, sondern laufen plötzlich aufgeregt und eher planlos umher. Sie rennen von Gang zu Gang und vergessen dabei, was sie eigentlich machen wollten. Außerdem fragen sie dann immer wieder Dinge, die sie vorher selbstverständlich wussten. Hinzu kommt, dass sie etwa bei der Übergabe gar nicht mehr berichten können, was eigentlich während des Dienstes auf der Station geschehen ist, weil sie sich in ihrem eigenen Tunnel befinden.

Ich persönlich denke, dass man ab einem gewissen Alter nicht mehr so gut mit dem Stress und den Problemen auf Station umgehen kann, dass man sie nicht mehr wirklich bewältigen kann. Natürlich kommt andererseits niemand auf die Idee zu sagen, man müsse die ältere Kollegin vielleicht mal etwas entlasten, indem man zum Beispiel darauf achtet, dass sie nicht mehr von Spät- auf Frühdienst wechseln muss.

Es kommt auch niemand auf die Idee, mit der älteren Kollegin einmal darüber zu sprechen, wie es ihr wirklich geht, ob sie eventuell gesundheitliche Probleme hat. Oder darüber nachzudenken, ob diese Kollegin eventuell auf einer anderen Station besser aufgehoben wäre. Einer Station, auf der sie dann noch die restlichen Jahre arbeiten kann, ohne sich wirklich kaputtzuschuften.

Einen anderen Ausweg stellen meiner Meinung nach die sogenannten Tageskliniken dar. Die bieten eine Betreuung der Patienten während des Tages, was bedeutet, dass die Mitarbeitenden sehr geregelte und planbare Arbeitszeiten haben. So etwas wäre eine gute Alternative für viele ältere Kollegen und Kolleginnen – abgesehen davon, dass sich gerade die Älteren häufig nicht trauen, noch einmal etwas wirklich Neues zu beginnen. Weil sie Angst vor einem unbekannten Arbeitsplatz haben, schlagen sie sich lieber am bekannten Ort durch, selbst wenn sie sich dort ständig überlastet fühlen.

Marie: Tabletten lassen das eigentliche Problem nicht verschwinden

Wenn Marie über ihre Panikattacken redet, dann spricht sie immer wieder auch davon, dass viele Menschen gar nicht wissen, was das bedeutet. Sie hätten den Begriff wahrscheinlich schon einmal gehört, wüssten jedoch nicht, wie sich so eine Panikattacke äußere.

Marie hat zum Glück damals aufgeschrieben, wie sich diese Ausnahmezustände anfühlten, sodass sie bis heute noch sehr genau berichten kann, wie sich diese Panikattacken geäußert haben.

„Begonnen hat es damit, dass ich eine innere Unruhe spürte. Dann bemerkte ich, dass mein Puls bei 150 lag. Ich habe mir das also nicht nur eingeredet, es war auch messbar. Ich hatte dabei die ganze Zeit das Gefühl, dass ich gleich umkippe, dass dann aber niemand da ist, der mir helfen kann. Denn als Alleinerziehende war ich eben häufig allein mit dem Kind. Und ich habe mich gefragt, was geschieht, wenn ich umfalle. Es war eine seltsame Situation. Ich spürte diese innere Unruhe, ich hatte diesen Puls von 150 oder gar 160, ich konnte nicht mehr ruhig sitzen. Und gleichzeitig kam das Gefühl auf, dass es nun gleich vorbei ist mit mir."

Marie hat schließlich zwei Menschen aus ihrem engsten Freundeskreis ins Vertrauen gezogen. Sie ist also damit nicht hausieren gegangen, aber sie hat es zumindest diesen Vertrauten erzählt. Wenn sie später noch mal in eine solche Lage geriet, hat sie genau diese beiden Personen angerufen. Weil sie schnell gemerkt hat, dass es ihr guttut, mit jemandem zu sprechen. Und weil sie wusste, dass diese Personen zur Not einen Rettungswagen rufen konnten.

Wobei noch zu sagen ist, dass sich solche Panikattacken immer anders äußern können. Es gibt zum Beispiel Menschen, die das Gefühl haben, jemand würde auf ihre Brust drücken und ihnen den Atem abschnüren. Die Betroffenen wissen dann zuerst ebenfalls nicht, was eigentlich gerade geschieht, was mit ihnen los ist. Was sie natürlich verängstigt und sie noch zusätzlich beunruhigt. Sie wissen nicht mehr, was sie machen sollen, was gerade mit ihnen geschieht; sie haben das Gefühl, gleich durchzudrehen. Nicht wenige von ihnen vermuten so-

gar, dass sie vielleicht einen Herzinfarkt erlitten hätten, und begeben sich dann womöglich in die Notaufnahme, wo allerdings festgestellt wird, dass den Patienten – abgesehen von dem hohen Puls – eigentlich nichts fehlt.

Bei wieder anderen führt eine Panikattacke dazu, dass sie schreiend in der Ecke sitzen; andere bekommen Zitteranfälle.

Die Gründe für all das sind am Ende jedoch immer ähnlich. Die Menschen fühlen sich in ihrem Alltag überfordert, sind deswegen mit der Welt und sich selbst unzufrieden. Beruflicher und privater Stress kommen zusammen, bis der Körper schließlich reagiert und dem Menschen zu verstehen gibt, dass es so einfach nicht weitergeht.

Bis hierhin, aber nicht weiter – jetzt ist Schluss.

Das eigentlich Schlimme ist jedoch, dass der Betroffene in diesem Augenblick einfach nicht versteht, was gerade geschieht. Er sagt sich nicht etwa: „Oh, ich habe eine Panikattacke, das wird schon vorübergehen“, sondern er denkt vielmehr, dass er jetzt wohl wirklich sterben muss, was die Panik nur noch verstärkt. Weil man in dem Moment eben nicht an eine psychische Ursache denkt, sondern eher einen körperlichen Auslöser vermutet, also eben eine Herzattacke oder vielleicht einen Schlaganfall.

„Leider hat mir damals niemand erklärt, dass es sich um eine Panikattacke handelte. Ich habe daher Jahre gebraucht, um zu verstehen, was wirklich mit mir los war. Man kann natürlich vermuten, dass ich als erfahrene Pflegekraft so etwas wie ein Beruhigungsmittel genommen hätte, um die Panikattacke zu überwinden und mich wieder zu beruhigen. Nur bin ich eben ein Mensch, der sehr ungerne Medikamente nimmt. Es stellt für mich eine riesige Überwindung dar, eine Tablette zu nehmen.“

Als Marie nach der Panikattacke zu ihrem Hausarzt ging, hat der ihr erst mal die ganze Bandbreite von Psychopharmaka verschreiben wollen. Doch sie hat sich geweigert, all diese Tabletten zu schlucken.

„Auf der einen Seite weiß ich – und das wusste ich auch schon damals –, dass mir diese Medikamente natürlich in dem Moment helfen können. Auf der anderen Seite aber war mir eben auch klar, dass damit das eigentliche Problem nicht gelöst ist."

Marie hat später noch einmal eine Panikattacke erlitten. In diesem Fall lag die Ursache allerdings im privaten Bereich, in einer ungesunden Partnerschaft, auf die sie nicht weiter eingehen möchte.

Auf jeden Fall mündete diese Partnerschaft in massivem Stalking, und die Situation führte eben dazu, dass Marie erneut Panikattacken bekam. Die wurden nun noch von körperlichen Symptomen wie Hautausschlägen ergänzt. Doch als sie erneut zu einem Arzt ging, wollte man ihr wieder nur Medikamente verschreiben. Nach dem Motto: Nimm das, dann wird das schon wieder.

Tatsächlich habe sie auch diese Medikamente nie angerührt, weil sie sich einmal mehr sagte, dass das nicht ihre Lösung ist, dass das einfach überhaupt keine Lösung ist. Denn Probleme in der Partnerschaft oder das besagte Stalking, all das höre ja nicht einfach dadurch auf, dass sie sich Medikamente reinpfeife.

„Nicht dass man mich falsch versteht: Ich kann jeden verstehen, der in einer solchen Situation zu Medikamenten greift. Ich für mich aber kam an einen Punkt, an dem ich mir sagte, dass es sich zwar um eine Panikattacke handelte, dass diese Attacke aber eben Ursachen hatte, auf die ein Medikament keinerlei Einfluss ausüben kann. Gehe ich die Ursache des Problems nicht an, ändert sich am Ende gar nichts. Man muss sich also vielmehr intensiv mit sich selbst beschäftigen, sich selbst auseinandernehmen, bis man dann wirklich versteht, woher die Probleme kommen, was sie ausgelöst hat. Ohne das ergeben Medikamente einfach keinen Sinn. Da kann man sich noch so viele Tabletten reinpfeifen, es wird dadurch nicht besser."

An diesem Punkt muss ich noch einmal betonen, dass die Aussagen der interviewten Kollegen und Kolleginnen nicht immer meine Meinung widerspiegeln. Denn gerade wenn von Depressionen und auch Panikattacken die Rede ist, muss man berücksichtigen, dass sich dahinter sehr unterschiedliche Auslöser verbergen können. Eine Depression etwa kann vererbt sein, sie kann durch einen bestimmten Vorfall ausgelöst werden, sie kann aber ebenso gut auch körperliche Ursachen haben. Genau in solchen Fällen jedoch gibt es kaum eine andere Lösung als eben Medikamente.

Ich verstehe, dass Marie keine Medikamente nehmen wollte, dass sie es nicht getan hat. Für sie war das wohl der richtige Weg, weil sie ihre Probleme überwinden konnte. Nur gibt es eben Menschen, die ohne Medikamente nicht mehr aus ihren Problemen herauskommen.

Auch ich habe versucht, mit meiner Depression ohne Medikamente klarzukommen. Mein Psychologe hat mir jedoch erklärt, dass ich ohne Hilfe der Medikamente überhaupt nicht in der Lage bin, an mir zu arbeiten. Denn ich habe damals immer wieder Therapiestunden abgesagt, weil ich einfach nicht aus dem Bett gekommen bin. Die Medikamente haben mir dann unter anderem wieder zu mehr Antrieb verholfen. Absetzen, das hat mir der Arzt zu verstehen gegeben, könne man die Medikamente immer noch.

Maries Weg aber war eben ein anderer. Für sie war die Lösung des Problems zweistufig: Das Problem ihrer ehemaligen Partnerschaft hat sie mithilfe der Behörden lösen können. Das Problem auf beruflicher Seite konnte sie grundsätzlich dadurch entschärfen, dass sie keine Nachtschichten mehr übernahm.

Wobei gerade der zweite Punkt für Marie schwerer war, als es womöglich den Anschein hat. Es ist ihr überhaupt nicht leichtgefallen, sich vor den Kollegen verletzlich zu zeigen. Vermutlich kennen viele das Gefühl, dass man während der Arbeit immer auch eine Rolle spielt. Wir sind nicht einfach wir selbst, wir verkörpern eine Person. Und Marie war bis dahin eben diejenige, die alles immer irgendwie schafft, die immer *noch einen Dienst mehr übernimmt. Nun aber musste sie sich gestehen, dass sie eben nicht so stark war, dass sie nicht immer alles hinkriegte und dass der Versuch, alles zu schaffen, es letztlich war, der sie an ihre Grenzen und sogar darüber hinaus gebracht hatte.*

„Das alles hat Jahre gedauert. Es hat Jahre gedauert, bis ich begriffen habe, dass ich Menschen brauche, vor denen ich alle Masken ablegen kann. Dass ich Menschen brauche, denen ich dann sagen kann, dass ich eine Panikattacke hatte. Ich brauche Menschen, die mich auch mal weinen sehen, vor denen ich einfach keine Rolle spielen muss. Nicht zuletzt ist es wichtig, dass man nicht versucht, all diese Probleme mit sich selbst auszumachen, denn das geht meist nach hinten los.

Damals war ich noch eine andere Person. Ich war jemand, dem es nicht in den Sinn gekommen wäre, zum Beispiel etwas gegen die Leitung zu sagen – und sei es nur in Form eines schlichten Neins, wenn ich mal wieder einspringen sollte. Was dann eben dazu führte, dass ich mich selbst und meine Bedürfnisse in den Hintergrund gestellt habe. Etwa das Bedürfnis, irgendwann einmal Feierabend zu haben."

Heute ist Marie als Praxis-Anleiterin diejenige, die Auszubildenden sagt, dass sie nicht alles mitmachen müssen, dass es durchaus möglich ist, Nein zu sagen. Doch das ist heute, und damals hat sie eben noch nicht den Mut dazu aufgebracht.

Aber wenn niemand Nein sagt, dann wird sich an der Situation auch nichts ändern. Wenn sich immer jemand findet, der doch noch einspringt, dann geht es immer so weiter, weil es ja irgendwie funktioniert.

Rabiatas Welt

Rabiata im Gespräch mit einer Ärztin. „Hier steht Penicillin-Allergie. Kannste das lesen? Ja? Nun schau mal hier: Was hast du angeordnet? Pe-ni-cil-lin! Muss man euch Ärzte tatsächlich immer kontrollieren? Nachher krieg ich einen auf den Deckel, wenn ich dem Patienten das gebe – wegen dir!"

MIT DER SPRITZE IM ARM

Es ist heute allgemein bekannt, wie wichtig ein gesunder Lebensstil für einen Menschen ist. Für seine körperliche, aber auch für seine geistige Gesundheit. Wir alle lesen darüber, wir alle hören davon. Gerade Menschen in Pflegeberufen werden zusätzlich noch täglich damit konfrontiert, welche Probleme am Ende jene haben, die sich nicht daran halten. Denn genau das sind ja die Menschen, die irgendwann im Krankenhaus landen.

Nun ist es aber so, dass Pflegekräfte und Ärzte all das zwar wissen, aber beileibe nicht immer danach leben. So gibt es durchaus Ärzte, die abends eine Flasche Wein trinken, um den Alltags-Stress geradezu zu ertränken, die sich mit dem Alkohol betäuben, ohne jedoch an die langfristigen Auswirkungen zu denken.

Doch das Glas oder die Flasche Wein ist längst nicht alles, womit sich Menschen in Pflegeberufen zu beruhigen versuchen. Ein anderes sehr großes Problem ist der Medikamentenmissbrauch oder die Medikamentensucht. Viele von uns greifen etwa regelmäßig zu Schmerzmitteln wie Ibuprofen oder Paracetamol. Dabei bleibt es dann aber nicht immer. Mancher geht auch zu seinem Arzt, um Betäubungsmittel zu bekommen.

Als Pflegekräfte fragen wir die Patienten immer wieder, ob und wie viel sie rauchen, ob sie häufig Alkohol trinken und so weiter. Doch gerade in Pflegeberufen ist der Zigarettenkonsum sehr hoch. Bei uns ist es für viele völlig normal, eine Pause mit einer Zigarettenpause gleichzusetzen.

Und obwohl wir davor warnen, zu viele Medikamente zu schlucken, ist bei uns selbst der Tablettenkonsum häufig ebenfalls sehr hoch. Wir sind es, die Patienten mit Leberzirrhose behandeln, die sehen, wie es einem solchen Menschen wirklich geht – nur sind wir es dann eben auch, die abends zu der Flasche Wein greifen, um genau daran nicht mehr denken zu müssen.

Und es geht noch weiter: Propranolol beispielsweise ist ein sogenannter Betablocker, mit dem Herz-Kreislauf-Erkrankungen behandelt werden. Nimmt jemand dieses Medikament jedoch in kleinen Dosen zu sich, dann lässt sich damit etwa ein Zittern der Hände unterbinden oder verringern. Man ist außerdem aufmerksamer und konzentrierter, hat weniger Angst. Was die Ärzte wissen.

Gerade für Chirurgen ist eine ruhige Hand eine essenzielle Arbeits-Voraussetzung. Und weil das so ist, nehmen durchaus auch diese Ärzte Propranolol, ohne auf die Nebenwirkungen des Medikaments zu achten, zu denen vor allem Kopfschmerzen, Schwindelgefühle, Übelkeit und Müdigkeit zählen.

Aber zurück zu den Pflegekräften und damit zu dem Fall eines Pflegers auf einer Intensivstation. Auf solchen Intensivstationen gibt es sogenannte Perfusoren, also Dosierpumpen. Die werden etwa genutzt, um den Patienten Betäubungsmittel zu verabreichen. Besagter Pfleger hat das Betäubungsmittel jedoch nicht in den Perfusor gespritzt, sondern diesen einfach mit einer Kochsalzlösung aufgefüllt. Das Betäubungsmittel wiederum hat er sich anschließend selbst gespritzt.

Irgendwann merkten dann aber die Kollegen, dass dieser Kollege sich immer mal etwas seltsam verhält. Schließlich wurde der Pfleger dann von einer Kollegin auf der Toilette gefunden: Er lag bewusstlos da, die Spritze immer noch im Arm.

Tatsächlich habe ich nicht viele vergleichbare Fälle selbst erlebt, man hört jedoch öfter davon, dass so etwas kein Einzelfall ist.

Gelegenheit macht Diebe. Will man etwa einem Patienten ein starkes Schmerzmittel verabreichen, der jedoch lehnt die Einnahme ab, nehmen hin und wieder Kollegen diese Schmerzmittel mit nach Hause – und es dort auch ein.

Normalerweise befinden sich die starken Medikamente in einem Tresor. Entnehmen wir dort ein Betäubungsmittel, müssen wir den Namen und das entnommene Medikament in eine Liste eintragen beziehungsweise es austragen. Die Entnahme müssen wir außerdem mit unserer Unterschrift bestätigen.

Natürlich wird auch immer wieder nachgezählt: Ich zähle etwa fünfundzwanzig Medikamente, entnehme eines, es sind also noch vierundzwanzig vorhanden. Das sollte natürlich regelmäßig gegengecheckt beziehungsweise kontrolliert werden. Doch wie schon mehrmals erwähnt: Hektik, Stress ... es wird nicht immer so regelmäßig kontrolliert, wie man sich das wünscht. Bis dann eines Tages auffällt, dass sich in dem Tresor deutlich weniger Medikamente befinden, als es laut den Eintragungen der Fall sein müsste.

Doch jeder weiß auch: Wenn das ans Licht käme, würde es viel Ärger geben. Also wird schon mal geschummelt, und man trägt einfach irgendwelche Namen ein, damit es wieder schlüssig aussieht. Was nichts an dem eigentlichen Problem ändert, dass sich jemand aus dem Tresor bedient hat, um die Betäubungsmittel für was auch immer zu nutzen.

So etwas kommt nicht selten vor – und wir alle wissen, dass die Medikamente nur von Pflegekräften oder Ärzten entnommen werden können. Niemand anderes hat den Schlüssel zu dem Tresor. Ich würde tatsächlich sagen, dass so etwas mittlerweile nicht einmal mehr eine Ausnahmesituation ist, sondern öfter vorkommt.

Allerdings nutzen die Pflegekräfte und Ärzte die Substanzen nicht zwingend für sich selbst. Nicht selten gibt es einen Zusammenhang damit, dass Pflegekräfte diesen innigen Wunsch nach Anerkennung haben. Und das kann dann zu sehr seltsamen Vorfällen führen. Etwa wenn eine Pflegekraft einem Patienten Insulin spritzt, um den Patienten bewusst zu unterzuckern, um dann als erste Person vor Ort zu sein, die genau das realisiert und natürlich am Ende geholfen hat. Das kann so weit gehen, dass in Einzelfällen jemand einen Patienten reanimiert und ihm das Leben rettet – obwohl dieselbe Pflegekraft die Situation ja erst herbeigeführt hat. Einfach um einmal im Mittelpunkt zu stehen und Anerkennung zu erfahren.

Natürlich ist so etwas strafbar, dennoch geschieht es. Eine Gefahr sehe ich darin, dass so etwas in Zukunft noch öfter geschehen kann, wenn die Pflegekräfte nicht endlich ernst genommen und wertgeschätzt werden.

UND DANN GESCHIEHT … DAS LEBEN

Wir haben inzwischen erfahren, dass die psychischen Belastungen bereits in der Ausbildung beginnen und dass sie nicht mit dem Examen verschwinden, sondern sich vielfach mit dem Eintritt ins Berufsleben einer ausgebildeten Pflegekraft weiter verstärken. Bei alldem dürfen wir jedoch nicht vergessen, dass sich daneben das normale Leben fortsetzt. Denn eine Pflegekraft ist eben auch nur ein ganz normaler Mensch, mit all den anderen Sorgen und Wünschen eines ganz normalen Menschen. Zu diesen Wünschen zählt nicht zuletzt der Wunsch, eine Familie zu gründen. Soll heißen: Auch die Pflegekraft heiratet mit großer Wahrscheinlichkeit irgendwann, bekommt dann vielleicht auch ein Kind. Nicht nur, aber gerade Frauen scheiden dann für eine gewisse Zeit aus dem Berufsleben aus. Und wenn sie dann zurückkehren, stehen sie erneut vor einigen der schon erwähnten Probleme. Denn wer längere Zeit nicht gearbeitet hat, muss sich erst wieder an die Arbeitswelt gewöhnen, muss möglicherweise wieder eingearbeitet werden, um all die Veränderungen kennenzulernen, die während der Abwesenheit vorgenommen wurden.

Doch tatsächlich werden die Kollegen und Kolleginnen häufig nicht wieder richtig eingegliedert, und an der nötigen Einarbeitung hapert es erneut. Dann wird vielleicht das Kind krank und mit ihm die Mutter, oder aber sie meldet sich krank, weil sie sich um das Kind kümmern muss. Und wieder kommt es dann dazu, dass die Person von den Kollegen schief angeschaut wird, dass über sie gelästert, sie gemobbt wird. Obwohl ja auch viele der anderen Pfleger und Pflegerinnen Familie haben und genau diese Probleme kennen müssten, weil sie das alles bereits selbst erlebt haben.

Aber es ist nicht nur das. Letztlich verschärfen sich alle schon bekannten Probleme nun noch einmal. Es gibt den Stress im Beruf, und es gibt den durch den Schichtdienst bedingten Schlafmangel. Zusätzlich kommt nun jedoch noch der private Stress hinzu. Das Kind will Zeit mit der Familie verbringen, und ein kleines oder krankes Kind verstärkt den Schlafmangel noch einmal; der Ehepartner ist unzufrieden, und die Pflegekraft zerreißt sich zwischen Arbeit und Privatleben, ohne es je einer der beiden Seiten recht machen zu können. Die Pflegekraft ist also im Beruf und auch im Privatleben gestresst, die Arbeitskollegen sind unzufrieden, weil diese Kollegin/der Kollege tatsächlich doch noch andere Interessen oder Bedürfnisse als die Arbeit hat. Die Familie wiederum ist ebenfalls unzufrieden, weil der Job ein geregeltes Familienleben erschwert.

Alle zerren also unaufhörliche an der Pflegerin, deren Kräfte im Laufe der Zeit immer weiter schwinden und die immer weiter auf einen Burn-out oder andere psychische Probleme zusteuert. Es hört einfach nicht auf. Ist die Pflegekraft mental mit familiären Problemen beschäftigt, werden die Patienten unruhig, weil sie das Gefühl haben, nicht genügend Aufmerksamkeit zu erhalten. Haben die Kollegen ebenfalls das Gefühl, nicht im Mittelpunkt der Aufmerksamkeit zu stehen, reagieren sie darauf einmal mehr mit Mobbing.

Doch nicht nur das eigene Familienleben bringt neue Probleme mit sich. Während die Pflegekräfte älter werden, rücken zudem zwangsläufig immer wieder neue – und damit jüngere – Kollegen nach, was schließlich dazu führt, dass auf den Stationen sehr unterschiedliche Generationen miteinander auskommen müssen. Das ist in fast jedem Beruf so, doch die Unterschiede der verschiedenen Generationen werden in der Pflege meines Erachtens besonders deutlich. Gerade wenn wir die heutige junge Generation betrachten, können wir feststellen, dass deren Bedürfnisse und Wünsche sich doch deutlich von denen der älteren Generationen unterscheiden. Eine fünfundfünfzigjährige Krankenschwester ist eine ganz andere Person als etwa ihre vierundzwanzigjährige Kollegin.

Die älteren Kollegen und Kolleginnen sind eben noch so erzogen worden, dass die Arbeit den Mittelpunkt des Lebens darstellt, dass der Job einfach das Wichtigste ist. Sie sehen es daher als selbstverständlich an, so lange am Arbeitsplatz zu erscheinen, wie es irgendwie geht. Haben sie etwa Kopfschmerzen, gehen sie trotzdem noch zur Arbeit, bis es irgendwann wirklich nicht mehr auszuhalten ist. Auch eine Erkältung stellt für sie keinen Hinderungsgrund dar – weil sie einfach der Überzeugung sind, dass sie sich um die Patienten kümmern müssen und die Kollegen nicht im Stich lassen dürfen. Sich selbst stellt so eine ältere Krankenschwester also immer wieder in die zweite Reihe.

Hinzu kommt, dass diese älteren Schwestern eine vollkommen andere Ausbildung absolviert haben als die jungen Pflegerinnen heute. Sie haben womöglich sogar Vorgehensweisen gelernt, die inzwischen überhaupt nicht mehr aktuell sind. Trotzdem handeln und arbeiten sie weiter nach diesen überkommenen Regeln – entweder weil sie die neuen Überzeugungen nicht teilen oder weil sie von den neuen Erkenntnissen überhaupt noch nichts gehört haben. Das führt immer wieder zu Problemen, zum Beispiel wenn die jüngeren Schwestern auf die nun aktuelle Vorgehensweise hinweisen oder die ältere Schwester etwa auf ihre Erfahrung pocht und von den Jüngeren fordert, ebenso wie sie selbst zu arbeiten.

Doch auch die grundsätzliche Arbeitseinstellung hat sich inzwischen gewandelt. Gerade für die Älteren ist es oft undenkbar, einfach mal einen Gang runterzuschalten. Die Jüngeren hingegen achten viel mehr auf sich selbst und ihre Gesundheit, legen Wert auf ihre Pausen und arbeiten nicht ohne Rücksicht auf sich selbst einfach durch. Ist es vielleicht tatsächlich einmal ruhig auf Station, dann setzt die junge Kollegin sich einfach mal hin, um für ein paar Minuten zu entspannen und runterzukommen. Für viele der ältere Kolleginnen dagegen wäre so etwas undenkbar. Sie fühlen sich schlecht, wenn sie sich mal kurz setzen, weil sie befürchten, als faul angesehen zu werden. Diese Schwestern definieren sich allein über die Arbeit. Sie haben früher von ihren Eltern oder der Gesellschaft gelernt, dass sie funktionieren müssen, und das als festen Bestandteil ihrer Persönlichkeit angenommen.

Viele ältere Schwestern halten es auch für selbstverständlich, dass sie nicht direkt am Ende der Schicht nach Hause gehen. Für sie gehört es einfach dazu, dass man länger auf der Arbeit bleibt, als es eigentlich notwendig wäre.

Ich erinnere mich an eine Schwester, die grundsätzlich nach Dienstende noch rund zwei Stunden auf der Station geblieben ist. Weil sie vielleicht noch irgendeine Kleinigkeit erledigen wollte oder weil sie der Meinung war, irgendwo Ordnung schaffen und aufräumen zu müssen. Diese zwei Stunden hat sie nicht als Überstunden angegeben, sie hat sie in einer für die Jüngeren schwer verständlichen Selbstverständlichkeit unbezahlt absolviert.

Das ist eben das, was ich eingangs meinte: Viele Menschen dieser älteren Generation stellen alles Private hinter das Berufliche zurück. Ihre Arbeit hat in ihrem Leben den wichtigsten Stellenwert.

Bei den jungen Kollegen ist das anders. Wenn sie Feierabend haben, wollen sie auch nach Hause gehen. Sie haben ein Privatleben, und sie schätzen dieses Privatleben. Wollen sie freihaben, dann sagen sie das auch recht deutlich.

Ähnlich starke Unterschiede gibt es auch in Bezug auf die Hierarchien. Ältere Kollegen und Kolleginnen sind so aufgewachsen und gedrillt, dass den Anordnungen von Vorgesetzten Folge zu leisten ist. Die Jungen dagegen unterscheiden zwischen sinnvoll und nicht sinnvoll. Soll heißen: Sie befolgen die Anweisung eines Arztes vielleicht nicht, wenn ihnen diese Anweisung falsch vorkommt. Sie lassen sich auch nicht so schnell von Vorgesetzten beziehungsweise Ärzten einschüchtern, sondern geben ihnen auch mal Kontra.

Das gilt jedoch gleichermaßen für Patienten. Sehen es ältere Pflegekräfte fast schon als selbstverständlich an, den Patienten jeden ihrer Wünsche von den Augen abzulesen, sind die Jungen da wesentlich pragmatischer. Fordert etwa Patient X, ihm dies und das zu bringen, dann weigern sich junge Pflegekräfte schon mal, wenn sie wissen, dass der Patient durchaus laufen kann und somit fähig ist, sich das Gewünschte selbst zu holen.

Auch das kann am Ende zu Streit zwischen den Generationen führen. Die Älteren beschweren sich, dass die Jungen ja viel zu faul seien, die Jüngeren wiederum verdrehen die Augen, weil sich die Älteren unnötigen Stress machen. Erschwerend kommt hinzu, dass beide Seiten sich ungerne von der anderen Seite belehren lassen.

Der vielleicht wichtigste Unterschied ist aber der Grad der Selbstfürsorge. Die Älteren kommen nicht nur auch mit Kopfschmerzen oder einer Erkältung zur Arbeit, sie vergessen häufig auch, wie sehr sie und ihr Körper sich mit den Jahren verändern. Bekommen sie etwa im reiferen Alter Bluthochdruck, dann ignorieren sie das vielfach und gehen damit nicht zum

Arzt. Die Jüngeren achten viel mehr auf sich selbst, nicht zuletzt auch in Bezug auf ihre psychische Gesundheit. Zwar ist eine Depression auch heute und damit in der jüngeren Generation noch ein Tabuthema – für die ältere Generation aber ist es nicht nur ein Tabuthema, sondern gar kein Thema. Die Depression ist, wenn überhaupt, etwas, was andere betrifft, eine Art Legende, die in der eigenen Realität überhaupt keinen Platz hat. Die ältere Kollegin geht daher auch nicht zu einem Therapeuten, um ihre Symptome behandeln zu lassen, eine jüngere hingegen schon sehr viel eher. (Vorausgesetzt, sie findet einen, der noch Termine freihat.) Was im Umkehrschluss auch bedeutet, dass die junge Generation später vermutlich nicht mehr so stark von den Folgen psychischer Belastungen betroffen sein wird.

Das allerdings hängt auch mit einem weiteren Punkt zusammen. Für die ältere Generation steht nicht nur die Arbeit im Mittelpunkt, für sie war und ist es in der Regel so, dass man dem einmal erlernten Beruf treu bleibt, dass man auch seinem Arbeitgeber auf Lebensarbeitszeit verbunden bleibt. Die älteren Schwestern bleiben also ihr Leben lang Pflegerinnen, und sie arbeiten häufig noch Jahrzehnte nach der Ausbildung in derselben Klinik, in der sie einst begonnen haben.

Die Einstellung der jüngeren Generation ist eine völlig andere. Viele sind sich schon sehr früh darüber im Klaren, dass sie nicht ewig in der Pflege bleiben werden. Sie sagen sich etwa: Okay, ich mache das jetzt noch drei oder vier Jahre, aber dann ist für mich erst mal Feierabend. Danach wollen diese jungen Kollegen eventuell noch studieren oder auch etwas vollkommen anderes ausprobieren. Das lässt hoffen, dass gerade in der jungen Generation viele noch die Kurve kriegen, bevor sie eine Depression erwischt.

Die Jungen achten also in mehrfacher Hinsicht besser auf sich: Sie realisieren ihre psychischen Probleme und verdrängen sie nicht einfach, ziehen dann aber auch ihre Schlüsse daraus, indem sie etwa für sich entscheiden, dass sie den Beruf nicht weiter ausüben wollen, weil er sie zu sehr belastet.

Das kann nun ebenfalls wieder unterschiedlichste Konsequenzen nach sich ziehen. Natürlich retten sich diejenigen, die den Pflegeberuf rechtzeitig verlassen, etwa vor einem Burn-out. Nur verschärfen sie auf der anderen Seite damit den ohnehin schon problematischen Personalmangel noch einmal, und sie erhöhen damit auch das Risiko derer, die weiter in der Pflege arbeiten. Denn für sie wird die Belastung natürlich immer noch größer, und mit der Belastung wächst für sie auch das Risiko, psychische Erkrankungen zu entwickeln und am Ende auf einen Burn-out zuzusteuern.

Rabiatas Welt

Rabiata betritt das Patientenzimmer: „Hallöchen! Ich habe Ihre Schlaftabletten dabei."

Patient: „Ich brauch heute keine Schlaftabletten."

Rabiata: „Doch, doch! Die brauchen Sie, Sie müssen doch gut schlafen."

Später am Abend zurück im Dienstzimmer. Im Hintergrund ist leise der ununterbrochene Gesang des Patienten zu hören.

Rabiata zu einem Kollegen: „Sag mal: Wie viel Pipamperon kann der Patient eigentlich haben?"

Der Kollege: „Fünf Milliliter."

Rabiata: „Gib dem mal 'nen guten Schluck."

Kollege: „Wie? Was meinst du mit einem guten Schluck?"

Rabiata mit verschwörerischem Blick: „Einen GUTEN! SCHLUCK!"

Gegen Ende der Schicht: „Hallo Rabiata, wie war die Nachtschicht?"

Rabiata: „Super, alles ruhig. Liegt sicher an meiner beruhigenden Ausstrahlung auf die Patienten."

TEIL 4:

Systemfragen

Kim: Zwischen Neid und Unverständnis

Kim hat ihre Ausbildung Anfang 2022 abgeschlossen – als Jahrgangsbeste. Als sie dann auf der peripheren Station anfing, hörte sie allerdings recht schnell Bemerkungen von Kollegen, dass ein gutes Zeugnis nicht viel zu sagen habe.

Fast zeitgleich begann Kim auf der Plattform Instagram Beiträge zu verschiedenen Themen aus der Pflegeausbildung zu posten. Bald wurde ihre Seite erfolgreicher, sodass sie dort auch mehr Zeit investieren musste. Gleichzeitig aber hat sie natürlich weiter Vollzeit gearbeitet. Woraufhin schnell weitere kleine Sticheleien gerade von älteren Kollegen kamen – die sich nun eben auch über ihre Onlineaktivitäten lustig machten. Warum sie so etwas denn mache, was das eigentlich solle, ob sie mit ihrer Arbeit nicht ausgelastet sei.

Im Job wechselte Kim dann bald auf eine Intensivstation, auf der viele Menschen starben. Ein Umstand, mit dem einige der Kollegen nicht immer gut klarkamen und der natürlich einen Einfluss auf die Psyche beziehungsweise die mentale Gesundheit hatte.

Nach diesem Wechsel wurden die Sticheleien in Bezug auf ihre Social-Media-Aktivitäten deutlich schärfer. Sie wurde nun auch verbal angegangen, wurde bei den Übergaben regelrecht hinausgeworfen. Zu solchen Situationen kam es Tag für Tag, und es wurden immer mehr. Auch die Zahl der Kollegen, die sie verbal angriffen, stieg.

Schließlich suchte Kim das Gespräch mit der Stationsleitung, doch auch dort interessierte sich niemand für ihre Sicht der Dinge. Stattdessen wurde sie weiter von Kollegen und sogar vor Patienten so fertiggemacht, dass sie schon begann, an ihrer Kompetenz und ihrer Qualifikation zu zweifeln. Sie hat sich damals schließlich gefragt, ob sie überhaupt in die Pflege gehöre.

„Das alles perlte also nicht einfach von mir ab. Vielmehr wurde es irgendwann so schlimm, dass ich eines Tages nach dem Spätdienst am Straßenrand anhalten musste, weil ich nicht einmal mehr Auto fahren konnte. Ich konnte nicht mehr schlafen, und auch meine Beziehung ist damals zerbrochen, weil mein Ex-Freund meinte, er könne nicht mehr mit ansehen, wie ich mich fertigmache beziehungsweise fertigmachen lasse."

Kim hat sich schließlich überlegt, was sie tun und wie es beruflich weitergehen soll. Dabei kam sie zu dem Schluss, dass sie trotz allem in der Pflege bleiben und ihren Beruf ausüben möchte, dass sie sich davon von solchen Kollegen nicht abhalten lassen will. Mit der Folge, dass sie schließlich den Arbeitsplatz und damit die Klinik gewechselt hat.

Womit das Mobbing allerdings nicht beendet war. Denn nun haben die ehemaligen Kollegen begonnen, ihr von Fake-Accounts aus zu schreiben. Sie haben etwa scheinheilig gefragt, warum Kim ihren Followern nicht erzählen würde, dass sie ja gar nicht mehr auf der Intensivstation arbeite. (Sie hatte mit dem Wechsel des Arbeitsplatzes inzwischen auf eine andere Station gewechselt.) Man warf ihr also vor, sie würde ihre Follower belügen.

„Es waren teilweise sehr schlimme Sachen, die dort geschrieben und die mir vorgehalten wurden. Und ich weiß, dass diese Posts von ehemaligen Kollegen kamen. Es waren Kollegen, mit denen ich mehr als ein Jahr auf der Intensivstation zusammengearbeitet hatte, Mitglieder meines alten Teams. Nun kann man sich natürlich fragen, woher ich das weiß, wie ich genau das herausgefunden habe. Das war gar nicht schwer, weil diese Kollegen teilweise so doof waren, dass sie sich

selbst gefolgt sind. Die Fake-Accounts waren also Follower der echten Namen beziehungsweise Personen."

Hinzu kam, dass Kim den Kreis der infrage kommenden Personen von vornherein dadurch eingrenzen konnte, da sie ohnehin nur einen kleinen Kreis über ihren Arbeitsplatzwechsel informiert hatte. Davon wusste ihre Familie, es wussten enge Freunde – und es wussten natürlich die ehemaligen Kollegen.

Aber das alles hatte auch eine gute Seite. Denn durch ihre Arbeit auf der neuen Station weiß Kim heute, dass sie in die Pflege gehört. Sie weiß auch – unter anderem von ihren neuen Kollegen –, dass sie ihren Job gut macht. Letztlich hatten allein die Kollegen und Kolleginnen, die ihr damals das Leben zur Hölle gemacht haben, diese Zweifel ausgelöst.

Heute hat Kim deshalb auch die Kraft, neben ihrer Arbeit im Internet eine Art Kummerkastentante für andere Auszubildende zu sein. Immer wieder höre beziehungsweise lese sie dabei Nachrichten von Auszubildenden, die glaubten, ihre Ausbildung abbrechen zu müssen, weil es einfach nicht mehr gehe. Weil es auf der Arbeit auch niemanden gebe, an den man sich mit Problemen wenden könne. Und da Kim genau das am eigenen Leib erfahren hat, hat sie sich dazu entschieden, anderen zu helfen.

Inzwischen begleitet sie sehr viele Menschen auf ihrem Weg und kann daher auch erkennen, dass es für manche ihrer Follower im Job besser läuft. Immerhin finden sie nun zumindest auf Social Media jemanden, mit dem sie sich austauschen können; jemanden, den sie fragen können; jemanden, der ihnen tatsächlich einmal zuhört.

„Wenn mich jemand persönlich fragt, dann müsste ich heute allerdings sagen, dass ich vermutlich nicht noch einmal diesen Beruf erlernen würde. Woran allerdings der Beruf keine Schuld hat, denn den liebe ich wirklich. Es liegt vor allem oder sogar ganz allein daran, dass so viele Kollegen gehässig sind, dass sie unglaublich fies sein können und dass sie einem nichts gönnen.

Diese Kollegen setzen aus kaum nachvollziehbaren Gründen alles daran, einem die Freude an dem Beruf zu zerstören."

Kim kommt aus einer Familie, in der eigentlich jeder in der Pflege arbeitet. Und auch sie arbeitet, wie gesagt, eigentlich sehr gerne in der Pflege. Aber die Kollegen verderben ihr einfach immer wieder den Spaß an der Arbeit.

„Bleibt die Frage, wie man genau das ändern könnte. Eine Möglichkeit wäre es sicher, miteinander zu sprechen. Das hört sich simpel an, ist es in der Realität aber eben nicht. Wir haben an meinem jetzigen Arbeitsplatz jede Woche eine Teamsitzung, in der Probleme besprochen werden können und sollen. Das ist aber eher die Ausnahme als die Regel; es gibt viele Krankenhäuser und Stationen, an denen solche Teamsitzungen überhaupt nicht oder bloß einmal im Quartal vorkommen."

An Kims aktuellem Arbeitsplatz gibt es aber nicht nur diese Teamsitzungen, es gibt dort auch einen Kummerkasten, in den Mitarbeiter anonym einen Zettel werfen können. Und das alles wirkt: Sie arbeite jetzt schon viele Monate dort, und das Klima sei „super". Kim hört nirgendwo etwas von Mobbing, sie erlebt keinerlei Lästereien hinter dem Rücken anderer. Hinzu komme, dass den Mitarbeitern auch Einzelgespräche angeboten würden, bei denen man sich eben intensiver mit den Nöten der einzelnen Kollegen beschäftige.

„Was ich zum Thema Mobbing noch sagen will: Die jungen Kollegen beteiligen sich nach meiner Erfahrung nicht oder zumindest deutlich weniger an Mobbing. Wenn jemand mobbt, dann sind das in der Regel ältere Kollegen und Kolleginnen, die auch schon kurz vor ihrer Rente stehen. Menschen also, die schon ausgebrannt sind und die vermutlich nur noch zur Arbeit kommen, weil sie es müssen – nicht, weil sie es wollen."

Dass gerade die Jüngeren anders reagieren, hängt laut Kim vermutlich damit zusammen, dass sie eben mehr Wert auf das legen, was mit dem Begriff Work-Life-Balance umschrieben wird. Dass sie sich also nicht mehr restlos für den Beruf aufopfern und schließlich daran zugrunde gehen, sondern stattdessen schon früh darauf achten, genügend Freizeit zu haben, genügend Zeit mit der Familie und Freunden zu verbringen. Außerdem achten viele der Jüngeren auch sehr früh auf ihre mentale Gesundheit, was für die älteren Generationen dagegen kaum oder gar kein Thema war.

Umgekehrt halten viele der Älteren weiter an ihren Gewohnheiten fest – womit Kim bestätigt, was ich ja schon in früheren Kapiteln beschrieben habe. Sie arbeiten einfach so, wie sie es viele Jahre getan haben, lassen sich nicht auf neue Erkenntnisse oder gar neue Arbeitsmethoden ein. Vielmehr verachten sie die inzwischen veränderte Ausbildung in der Pflege regelrecht, weil sie der Überzeugung sind, dass die Schüler von heute einfach gar nichts können.

Ein großer Unterschied zwischen den Generationen besteht aber auch darin, wie Menschen sich ihr Leben und ihren beruflichen Werdegang vorstellen. Für die Älteren war es selbstverständlich, dass sie ihren einmal erlernten Job bis zum Rentenalter ausüben werden. Bei den Jüngeren ist das absolut nicht mehr so. Kim weiß, dass etwa die Hälfte der Menschen, mit denen sie ihre Ausbildung begonnen hat, schon heute nicht mehr in der Pflege arbeiten. Und Kim ist gerade einmal Anfang zwanzig, hat – wie gesagt – im Jahr 2022 ausgelernt.

Auch sie fragt sich schon jetzt manchmal, ob sie es überhaupt bis zum Rentenalter in diesem Job aushalten wird. Ob sie also noch fast fünfzig Jahre überstehen kann, ob sie dem körperlich und seelisch gewachsen ist. Vor allem, weil sie im Laufe dieser Jahre immer wieder auf Kollegen treffen kann wie jene auf der Intensivstation, die einen Menschen einfach fertigmachen wollen und denen genau das auch immer wieder gelingt.

„Tatsächlich muss man sagen, dass die Pflegekräfte selbst einen guten Anteil daran haben, die Pflege kaputt zu machen. Vieles würde besser laufen, wenn da nicht die Kollegen wären,

die andere mobben, die andere runtermachen. Wir sollten einfach mehr miteinander arbeiten und weniger gegeneinander."

Immer, wenn ich an Kims Geschichte denke, stelle ich fest, wie sehr sich ihre und meine Erfahrungen ähneln, nicht zuletzt in Bezug auf Social Media und die Reaktionen der Kollegen auf derartige Aktivitäten. Wie Kim habe auch ich zu Beginn meiner Social-Media-Laufbahn auf der Intensivstation gearbeitet. Dazu muss man noch sagen, dass Kollegen auf der Intensivstation meist sehr viel Erfahrung haben, dass sie sehr viel wissen. Kommt nun eine junge Kollegin wie Kim mit einem Zeugnis als Jahrgangsbeste, dann erntet sie dafür nicht etwa Bewunderung. Vielmehr kommt schnell so etwas wie Neid darüber auf, dass eine so junge Person schon Dinge weiß, die anderen Neulingen erst mühsam beigebracht werden müssen. Startet die Neue dann außerdem noch eine Social-Media-Karriere, verstärkt sich das Problem.

Eines dürfen wir nämlich nie vergessen: In der Pflege herrscht ein ewiger Konkurrenzkampf, jeder will der oder die Beste sein, jeder will die anderen in den Schatten stellen. Nur findet dieser Konkurrenzkampf gerade für die Älteren ausschließlich auf der Station statt.

Nun aber kommt da diese Neue mit ihrem Superzeugnis, die wie selbstverständlich neben dem Job auch noch auf Social Media aktiv ist. Dort erhält diese unverschämte Person womöglich auch noch wohlwollende Kommentare, erhält Anerkennung und Bewunderung. Wovon die Kollegen und Kolleginnen ebenfalls erfahren, weil zum Konkurrenzkampf immer auch das Getuschel und das Lästern gehört. Sie fühlen sich von der Neuen regelrecht in den Schatten gestellt, ohne zu wissen, wie sie damit umgehen sollen und was sie dagegen tun können.

Das alles führt dann eben zu Neid: Ich, die erfahrene Schwester, arbeite hier seit zwanzig Jahren, aber diese Göre bekommt alle Aufmerksamkeit, obwohl sie noch nicht einmal eingearbeitet ist und ich fachlich doch viel erfahrener bin. Das Resultat ist dann das, was Kim erlebt hat: Mobbing.

Rabiatas Welt

Kollege zu Rabiata: „Der Patientin in der Sechs geht's schlecht. Ich ruf den Arzt."

Rabiata: „Nee! Dafür rufen wir keinen Arzt – das machen wir selbst. Die Patientin liegt mir am Herzen. Bevor der Arzt dazukommt und wir sie nachher in die Prosektur schieben müssen, machen wir das selbst."

DAS SYSTEM STIRBT

Wir müssen uns darauf einstellen, dass sich durch den Wechsel der Generationen das gesamte System der Kranken- oder Altenpflege verändern wird. Möglicherweise mag es sich auf den vergangenen Seiten so angehört haben, als würde ich abwertend über die älteren Pflegekräfte sprechen. Tatsächlich aber ist mir durchaus bewusst, dass gerade sie es sind, die das gesamte System – noch – am Laufen halten. Weil die ältere Generation die Arbeit in den Vordergrund stellt, weil sie fast schon selbstverständlich auch Überstunden absolviert, funktioniert das Gesundheitssystem trotz des Personalmangels und all der anderen Probleme bis heute. Ohne diese Generation wird es allerdings schwer, es am Leben zu erhalten.

Wir alle kennen den Ausdruck „alternde Gesellschaft", nur denken wir viel zu wenig darüber nach, was genau dieser Ausdruck in der Realität bedeutet. Denn so gerne wir Jüngeren über diese Babyboomer lästern, so sehr vertrauen wir immer noch darauf, dass die arbeitswütigen und -willigen Boomer es schon richten. Doch es dauert nicht mehr lange, bis sie es nicht mehr richten werden, weil sie schlicht und ergreifend in Rente gehen. Und zu diesen Boomern zählen eben auch die eifrigen Schwestern und Krankenpfleger. Nur lassen sich die dann leider nur sehr schwer ersetzen, wenn immer mehr Menschen der jüngeren Generationen nicht mehr bereit sind, sich für den Pflegeberuf aufzuopfern. Weil die Jüngeren es für selbstverständlich halten, nicht nur an die Patienten zu denken, sondern auch auf sich selbst achtzugeben.

Was natürlich vollkommen richtig ist, wir alle nicken. Wir sagen: „Ja, genau so!" – bis wir irgendwann selbst ins Krankenhaus müssen, wo wir dann eine Krankenpflege erwarten wie die, von der uns die Boomer-Generation immer erzählt hat. Nur gibt es diese Art der Pflege dann nicht mehr, weil niemand sie dauerhaft übernehmen will. Sind wir selbst Patient oder Patientin, dann sehen wir es als selbstverständlich an, dass man sich um uns kümmert. Nur – siehe oben.

Am Ende sind wir als Patienten dann nur noch das, was der lateinische Ursprung des Begriffs ausdrückt – der bedeutet nämlich einfach „leidend" und „erduldend". Wir liegen leidend auf einer Station, bis sich vielleicht irgendwann jemand erbarmt und sich um uns kümmert.

Nun ist diese Entwicklung nicht völlig im Verborgenen abgelaufen, vielmehr haben inzwischen auch die verantwortlichen Stellen erkannt, dass es da ein Problem gibt. Doch anstatt alles daranzusetzen, den Pflegeberuf für den Nachwuchs schmackhafter zu machen, hat man sich für ein anderes Mittel entschieden. Nämlich dazu, deutlich mehr Pflegekräfte aus dem Ausland anzuheuern, sie davon zu überzeugen, dass es sich lohnt, ihre Heimat zu verlassen, um in Deutschland zu arbeiten. Vielleicht auch mit dem Hintergedanken, dass man auf diese Weise erneut Menschen anwirbt, für die die Arbeit im Vordergrund steht. Menschen also, die nach Deutschland kommen, um hier zu arbeiten. Um möglichst viel Geld zu verdienen und sich so aufzuopfern, wie es die Schwestern der Boomer-Generation getan haben, um auf diese Weise auch die Familien in der Heimat versorgen zu können.

Für das System ist dieser Schachzug fast schon genial zu nennen. Nicht nur, dass man auf diese Weise zu Arbeitskräften kommt, nein, man weicht so in gewisser Weise auch den Problemen aus, die sich durch die veränderte Einstellung der jüngeren Generationen aufgetan haben. Denn anders als die jungen Einheimischen neigen die ausländischen Kräfte nicht zu Widerspruch, sie neigen auch weniger dazu, sich einfach einmal krankzumelden. Und sie haben wenig Ambitionen, einfach mal den Beruf zu wechseln. Anders als die Jungen haben jedoch längst nicht alle ausländischen Kräfte vor, dauerhaft in Deutschland zu bleiben. Für sie ist es auch nur eine Lösung für ein paar Jahre, bevor sie in ihrer Heimat einen besseren Job bekommen, sodass die Lösung immer nur vorübergehend sein kann.

All das bedeutet aber wieder, dass sich die Patienten künftig auf eine neue Situation einstellen müssen. Etwa darauf, dass es eben immer auch Verständigungsprobleme geben kann, da die ausländischen Kräfte die deutsche Sprache erst einmal lernen müssen, was naturgemäß eine Weile dauert. Es ist dann also nicht mehr selbstverständlich, dass man der Krankenschwester kurz das eigene Leiden erklären kann, um dann umgehend die gewünschte Hilfe zu bekommen.

Und auch das Anwerben von ausländischen Kräften wird nicht verhindern können, dass in nicht allzu ferner Zukunft ein deutlicher Mangel an Pflegekräften herrschen wird. Laut dem Statistischen Bundesamt werden nämlich bis zum Jahr 2049 zwischen 280.000 und 690.000 Pflegekräfte fehlen.[24] (Der deutliche Unterschied zwischen den genannten Zahlen fehlender Pflegekräfte ist recht einfach zu erklären: 690.000 fehlen, wenn wir die Sache einfach laufen lassen und nichts tun, nur 280.000 fehlen im Idealfall, wenn Maßnahmen eingeleitet werden, um das Problem zu bekämpfen.) Ein wesentlicher Grund dafür ist, dass die Bevölkerung im Schnitt im älter wird. Das führt zum einen dazu, dass viele langjährige Pflegekräfte in Rente gehen, und zum anderen dazu, dass in absehbarer Zeit deutlich mehr Menschen gepflegt werden müssen. Die Zahl der benötigten Pflegekräfte wird bis dahin im Vergleich zum Jahr 2019 um nicht weniger als ein Drittel ansteigen.

Tim: Die Verbindung zwischen Pflege und Drogen

Dass Pflegekräfte Drogenprobleme haben, ist auch für Tim[25] nicht ungewöhnlich. Er kennt Kollegen, die ein wirkliches Alkoholproblem haben, andere haben härtere Drogen wie Heroin genommen. Und eigentlich hält er es sogar für recht logisch, dass die Themen „Drogen" und „Pflege" irgendwie zusammengehören. Denn wir Pflegekräfte sind ja diejenigen, die ohne Probleme etwa an Benzodiazepine herankommen. „Die fallen nicht unter das Betäubungsmittelgesetz. Man bestellt sie ganz normal, und da fällt es auch nicht auf, wenn man fünf Packungen bestellt und am Ende einfach eine fehlt."

Um es kurz zu erklären: Benzodiazepine werden bei einer Vielzahl von Symptomen eingesetzt. Etwa bei Angststörungen, Schlafstörungen, Phobien und so weiter. Bei Drogenkonsumenten sind sie vor allem wegen ihrer Angst lindernden und beruhigenden Wirkung begehrt. Was zuvor eine Bedrohung für die Person darzustellen schien, wird durch die Einnahme zunehmend unwichtiger und tritt in den Hintergrund. Wegen ihrer entspannenden Wirkung zählen sie zu der Gruppe der sogenannten Tranquilizer.

Problematisch ist bei dauerhafter Einnahme unter anderem, dass diese Mittel zu einer gewissen Abstumpfung führen, und auch Konzentrationsstörungen sind eine mögliche Nebenwirkung. Vor allem aber machen Mittel wie etwa Tilidin die Nutzer schnell abhängig.

Heute wissen die meisten Pflegekräfte, dass es eine nicht geringe Zahl an Kollegen gibt, die diese Mittel einnehmen. Unter anderem, um die ewigen Schlafprobleme beim Wechsel von Spät- auf Frühdienst zu bekämpfen. Wobei sie die abhängig machende Wirkung schlicht und einfach ignorieren.

Hinzu kommt, dass sich gerade Pflegekräfte gut mit den Wirkungen der einzelnen Medikamente auskennen. Sie wissen also, was beruhigt und was aufputscht, sodass sie sich entsprechende Cocktails zusammenstellen können, die je nach Situation die gewünschte Wirkung haben.

Rabiatas Welt

Eine gut gelaunte Rabiata erscheint zu Schichtbeginn im Dienstzimmer und flötet: „Guten Morgen! Ich hoffe, ihr habt alle gut geschlafen! Metin, mein lieber Schüler, alles gut bei dir?"

Metin stammelnd wegen böser Vorahnungen: „Ich wollte ... ich geh gleich waschen ..."

Rabiata: „Alles gut, bleib sitzen."

Uschi überrascht zu Rabiata: „Schätzelein, bist du krank?"

Rabiata: „Nee, wieso?"

Uschi verschwörerisch zu Metin: „Na, da hat aber jemand einen schönen Abend gehabt."

SICH SELBST SCHÜTZEN

Geht es um die psychischen Probleme, die in Pflegeberufen potenziell auftreten, dann geht es in dem Zusammenhang natürlich auch um die Frage, wie wir uns vor diesen Problemen schützen können. Manche dieser Punkte beziehungsweise Faktoren wurden in den früheren Kapiteln schon angeschnitten, wenn auch meist in einem anderen Zusammenhang. Etwa wenn es darum ging, dass vor allem die jüngere Generation die Arbeit in der Pflege nicht mehr als etwas ansieht, das man lebenslang machen muss.

Dass sich diese Generation häufig früh zu einem Berufswechsel entscheidet, ist natürlich ein wirksamer Schutz vor einem Burn-out. Auch das Bewusstsein, dass so etwas wie eine Depression oder ein Burn-out durchaus reale Gefahren sind, schützt in gewisser Weise. Denn wenn wir wissen, dass es zu diesen Problemen kommen kann, dann achten wir mehr auf Alarmsignale.

Einer der wichtigsten Schutzfaktoren besteht aber darin, sich nicht für die Arbeit aufzuopfern, den Beruf nicht über alles zu stellen. Das ist zum Glück inzwischen durchaus üblich, sodass heute sehr viele Pflegekräfte nicht in Vollzeit, sondern in Teilzeit arbeiten. Und mit „viele" meine ich „sehr viele". Schon im Jahr 2019 arbeiteten laut dem Statistischen Bundesamt von den insgesamt 954.000 Pflege- und Betreuungskräften in den Pflegeheimen sowie den ambulanten

Pflegediensten nicht weniger als 616.000 in Teilzeit.[26] Das entspricht einem Anteil von stattlichen fünfundsechzig Prozent. Und das liegt deutlich über dem Anteil in anderen Wirtschaftszweigen, die auf einen Teilzeitanteil von nur neunundzwanzig Prozent kommen.

Auch auf das Thema der Überalterung ist die Studie eingegangen. Demnach stellte die Gruppe der Fünfzig- bis Sechzigjährigen mit einem Anteil von achtundzwanzig Prozent die größte Gruppe der Pflegekräfte dar. Elf Prozent der Mitarbeiter waren schon damals bereits über sechzig Jahre alt. Nur zwei Prozent wiederum waren jünger als zwanzig Jahre.

Dagmar[27]: Wer ist hier verrückt?

Dass unsere Arbeit etwas mit uns macht, wissen wir alle. Zum Beispiel, dass sie Stress auslöst, der irgendwann zu einem Burn-out führen kann. Ganz andere – zusätzliche – Risiken aber gehen Pflegekräfte und Ärzte ein, die vornehmlich auf psychiatrischen Stationen im Einsatz sind. Die nämlich nehmen nach Marens und auch meiner Erfahrung irgendwann Verhaltensweisen von Patienten an. Sie werden vielleicht nicht wirklich verrückt – aber manchmal machen sie zumindest den Eindruck.

Da gibt es dann zum Beispiel den Psychiater, der zum einen immer etwas hibbelig und gestresst wirkt, zum anderen aber auch äußerlich immer besser in sein Arbeitsumfeld passt: Erst sind es die zerzausten Haare, dann vielleicht noch der falsch zugeknöpfte Kittel.

An einem der Krankenhäuser, in denen ich gearbeitet habe, gab es auch einen Arzt, dem schon äußerlich anzusehen war, dass er ein Alkoholproblem hatte. Man sah es an der Haut und auch an dem Zittern der Hände.

Pflegekräfte, die lange in einem solchen Umfeld arbeiten, verändern sich ebenfalls. Sie werden immer unruhiger und nervöser. Es lässt sich schwer beschreiben, aber sie werden mit der Zeit wirklich immer mehr wie ihre Patienten.

KARRIERELEITER?

Wenn wir über physische und psychische Belastungen in der Pflege sprechen, dann stellt sich natürlich auch die Frage, wie die berufliche Laufbahn in der Pflege eigentlich aussieht. Gibt es so etwas wie eine Karriereleiter, die man hinaufsteigen kann und an deren Spitze dann auch die Belohnung in Form einer entspannteren Arbeit zu finden ist?

Die Antwort auf diese Frage lautet: Kommt darauf an, und zwar nicht zuletzt darauf, was die Pflegekraft selbst eigentlich will. Es gibt durchaus Schwestern, die nach vielen Jahren noch auf der Station arbeiten, auf der sie einst begonnen haben, und die dort auch immer noch die gleichen Arbeiten erledigen. Sie machen also das ganze liebe lange Berufsleben lang immer genau das Gleiche. Das finden manche Menschen entsetzlich, für andere ist es genau das, was sie wollen. (Und nein, ich werde an dieser Stelle nicht noch einmal die Generationen-Keule auspacken.)

Abgesehen davon gibt es aber die Möglichkeit zu sagen, dass man nach dem Examen vielleicht erst einmal auf eine chirurgische Station möchte, von dort dann auf die kardiologische und so weiter. Man kann sich also seine Stationen tatsächlich selbst aussuchen.

Es gibt außerdem die Möglichkeit, zu einer der bereits erwähnten Praxis-Anleiterinnen zu werden, die für die Pflegeschüler zuständig sind. Denn Praxisanleitung stellt im Grunde die Fortsetzung der fachtheoretischen Ausbildung an den Schulen in der Praxis dar, wobei die Schüler eben von besagten Anleitern unterstützt werden. Diese Anleiter arbeiten selbst weiter in der Pflege, im Fokus steht aber der praktische Unterricht der Schüler und Schülerinnen.

Und dann ist da natürlich noch der Weg hin zur Stationsleitung. Allerdings wird dieser Posten inzwischen gar nicht mehr als besonders erstrebenswert angesehen, da die Stationsleitung die Person ist, die von der Pflegedienstleitung – schlicht gesagt – immer eins auf den Deckel bekommt, während sie selbst wiederum den Mitarbeitenden eins auf den Deckel gibt.

Am Ende des Tages gibt es also tatsächlich mehrere unterschiedliche Wege für Menschen in den Pflegeberufen. Die Frage ist allerdings, wie offen das in der Realität kommuniziert wird. Denn natürlich findet die Pflegedienstleitung es gut, wenn etwa Schwester Heidemarie dreißig Jahre lang auf ein und derselben Station ist. Auf diese Weise kennt sie dort wirklich alle Abläufe, und man kann auf sie setzen, ihrem Fachwissen vertrauen. Dass Heidemarie über die Jahre dann vielleicht etwas nachlässt, ist egal, weil man sich etwa in bürokratischen Angelegenheiten immer noch auf sie verlassen kann.

Vielen Pflegekräften wird also gar keins der möglichen Angebote gemacht, weil man sie an ihrem gewohnten Platz behalten will, sie als Fels in der Brandung behalten möchte. Das führt dann jedoch dazu, dass die Älteren sich kaputtarbeiten – und zwar so kaputtarbeiten, dass man es ihnen als Kollege auch anmerkt. Man merkt ihnen einfach an, dass sie irgendwo ihre Belastungsgrenze erreicht haben, dass sie etwa mit den Schichtdiensten nicht mehr klarkommen. Gerade der schon mehrfach erwähnte Wechsel von Spät- auf Frühschichten hat auf sie viel stärkere Auswirkungen als auf die sehr jungen Pflegekräfte. Das liegt einerseits daran, dass die körperliche Belastbarkeit im Laufe eines Lebens grundsätzlich nachlässt, andererseits aber auch daran, dass man gerade der Pflegekraft auch noch ständig etwaige Reserven aussaugt.

Hinzu kommt außerdem noch der Umstand, dass den älteren Kollegen das Verständnis dafür fehlt, dass die jüngeren Kollegen ja wie gesagt ein anderes Verständnis von Arbeit haben. Dass die jüngeren sich eben nicht mehr so aufreiben (wollen), wie es früher die Norm war.

Wie sich das in der Realität konkret äußert, ist schwer zu beschreiben. Zum Beispiel ist es so, dass bei den Älteren auch bei Übergaben immer so eine Unruhe herrscht. Man selbst ist vielleicht noch dabei zu berichten, was sich so alles zugetragen hat, die ältere Kollegin aber wird währenddessen immer unruhiger. Sie hat kaum noch die Geduld, bis zum Ende zuzuhören, sondern will am liebsten einfach aufstehen und mit der Arbeit anfangen. Weil diese älteren Kollegen und Kolleginnen einfach Angst haben, dass in der Schicht irgendetwas nicht geschafft wird. Weil sie eben dieses Grundverständnis haben, dass die Arbeit um jeden Preis geschafft werden muss, dass die Arbeit über allem steht. Das führt einerseits natürlich zu Unruhe und Unverständnis zwischen den Kollegen, andererseits aber zerrt dieser ständige Zwang, es doch einfach schaffen zu müssen, natürlich noch zusätzlich an den wenigen Reserven dieser älteren Kollegen. Sie bereiten dann fast schon zwanghaft auch bereits Dinge vor, die vielleicht erst in einigen Stunden zu erledigen wären.

Hinzu kommt noch, dass sich mit den Jahren auch noch körperliche Beschwerden einstellen. Mal ist die Schulter kaputt, mal ist es das Knie oder die Hand, sodass die Älteren dann auch zur Physiotherapie müssen. Denn in der Pflege hat man mit der Unterschrift unter dem Arbeitsvertrag letztlich die Gewissheit, dass man trotz all dieser Beschwerden, bis hin zum Bandscheibenvorfall, trotzdem arbeitet.

Das ist ebenfalls allen bekannt. Doch obwohl es alle wissen, nimmt dann doch wieder niemand Rücksicht auf die Kollegen, die zur Therapie müssen.

All dies führt schließlich dazu, dass man den Pflegekräften ab einem bestimmten Alter durchaus ansieht, wie sehr sie sich über die Jahre in ihrem Beruf aufgerieben haben. Dass ihnen dann eben kaum noch Reserven zur Verfügung stehen, aus denen sie schöpfen können. Man sieht es ihnen im Gesicht an, und man sieht es an ihrer Körpersprache. Alle jungen Kollegen sehen das, und sie werden dadurch in dem Entschluss bestärkt, dass sie selbst eben nicht so enden wollen.

Doch der Körper ist einmal mehr nur die eine Seite. Auch psychisch geraten die Menschen irgendwann an ihre Grenzen oder überschreiten sie. Von der Unruhe habe ich schon gesprochen, aber es gibt noch viele andere Anzeichen. Denn mit der Unruhe kommt nicht selten auch die Gereiztheit. Die älteren Kollegen werden eben nicht etwa ruhiger, weil sie das alles ja schon kennen, sondern viele von ihnen fahren recht schnell aus der Haut oder sind ständig den Tränen nahe, sodass sie den ganzen Tag mit glasigen Augen herumlaufen.

Das merkt man auch am Umgang mit den Patienten. Diese Kolleginnen werden irgendwie stumpf, sie machen einfach nur noch Dienst nach Vorschrift. Sie gehen nicht mehr auf die Patienten ein, sondern sind einfach völlig kalt. Ich nenne es das Schwester-Rabiata-Phänomen.

Ute: Lernen, Nein zu sagen

Viele Menschen in der Pflege haben das Problem, dass es ihnen sehr schwerfällt, Nein zu sagen. Deshalb springen sie auch immer ein, wenn man sie darum bittet.

Bei Ute[28] geht das so weit, dass sie schon Angst davor hat, sich krankzumelden, weil es ihr so unangenehm ist. Tatsächlich kommt es auch vor, dass sie zu weinen beginnt, wenn sie nur daran denkt, dass sie jetzt auf der Station anrufen muss, um sich krankzumelden.

Sie habe dann das Gefühl, den Kollegen gegenüber ungerecht zu sein, erklärt sie. Wenn Ute schließlich doch anruft und feststellt, dass man ihr am Ende des Gesprächs – wahrscheinlich aus Nachlässigkeit – keine gute Besserung gewünscht hat, bekommt sie sehr schnell ein schlechtes Gewissen. Was hast du bloß getan? Du hast dich krankgemeldet, du hast die Kollegen im Stich gelassen! Solche und ähnliche Gedanken schießen ihr dann durch den Kopf.

Das eigentliche Problem aber ist, dass es nicht nur Ute so geht, sondern vielmehr beinah jeder Person, die in der Pflege arbeitet.

Wir müssen einfach lernen, Nein zu sagen. Wir müssen lernen, uns zu sagen: Wenn wir krank sind, dann sind wir krank. Wir sind nicht krank, um anderen zu schaden, wir sind krank, weil es uns nicht gut geht. Und wir lassen uns krankschreiben, damit es uns möglichst bald wieder besser geht und wir dann auch die Kollegen besser unterstützen können als jetzt, wenn wir uns mit letzter Kraft noch auf die Station schleppen würden.

Was Ute hier thematisiert, ist eine Zusammenfassung der Aussagen all der anderen Pfleger und Pflegerinnen in diesem Buch. Wir Pflegekräfte werden von Anfang an so erzogen, dass wir immer wieder einspringen, wenn man uns darum bittet – oder es von uns fordert. Weil uns unterschwellig immer auch vermittelt wird: Wenn du es nicht tust, dann muss es jemand anders tun. Oder: Wenn du nicht kommst, dann ist die Kollegin allein auf der Station. Das willst du doch nicht wirklich. Du weißt, dass das nicht geht. Es wird also Druck gemacht, und das geschieht nicht manchmal, es geschieht jedes Mal.

Nur sind wir Pflegekräfte eben Menschen. Wir sind Menschen, die neben der Arbeit ein Privatleben haben. Wir haben Freunde, wir haben Familie, wir haben private Termine. Genau deshalb können wir nicht immer Ja sagen, genau deshalb müssen wir lernen, Nein zu sagen. Auch wenn wir wissen, dass unser Nein anderen nicht guttut. Wir müssen lernen, Nein zu sagen, auch wenn uns andere dann schief angucken, uns vorwerfen, wir würden ja nie helfen.

Wir müssen lernen, diese Vorwürfe nicht zu nah an uns herankommen zu lassen. Etwa, dass „wegen dir" Kollegen mehr arbeiten müssen, dass „wegen dir" die Patienten leiden, weil sie nicht ausreichend versorgt sind. Denn wenn wir immer Ja und niemals Nein sagen, sind am Ende wir es, die am stärksten leiden. Weil wir – du und ich – es sind, die sich kaputt machen. Wir rutschen schließlich in einen Burn-out und können dann gar nicht mehr in unserem Job arbeiten.

PSYCHISCHE ERKRANKUNGEN TEIL 3: VORBEUGUNG – DAMIT ES GAR NICHT ERST SO WEIT KOMMT

In den bisherigen Kapiteln ging es in Bezug auf psychische Erkrankungen meist darum, wie diese sich äußern, und ich habe auch bereits mehrfach erklärt, dass in der Regel schließlich eine Behandlung erforderlich ist. Was allerdings noch kaum zur Sprache gekommen ist, ist jedoch die Frage, was man tun kann, damit es gar nicht so weit kommt. Was kann man vorbeugend unternehmen?

Dass dieser Punkt noch nicht angesprochen wurde, liegt auch daran, dass das Gesundheitssystem darauf noch gar nicht ausgerichtet ist. Denn meist geht es eben darum, bereits aufgetretene Erkrankungen zu behandeln. Das System setzt also erst dann ein, wenn es eigentlich schon zu spät ist.

„Bei der Prävention psychischer Erkrankungen stehen wir noch ziemlich am Anfang. In der Bevölkerung gibt es wenig Wissen, was sie für ihre psychische Gesundheit tun können", sagte in diesem Zusammenhang etwa Andrea Benecke,

Präsidentin der Bundespsychotherapeutenkammer (BptK).[29] Hinzu komme eine schlechte und veraltete Datenlage – genau die wiederum stelle „ein Armutszeugnis" für das deutsche Gesundheitssystem dar. Langfristig jedoch könne man sich die gesamtgesellschaftlichen Kosten etwa von Frühverrentungen aufgrund psychischer Erkrankungen gar nicht mehr erlauben, auch im Hinblick auf den Fachkräftemangel.

So weit, so unschön – doch dieses Wissen hilft jenen Menschen nicht, die sich speziell in Pflegeberufen heute fragen, wie sie es denn vermeiden können, psychisch krank zu werden. In diesem Zusammenhang wiederum gibt es eine schlechte und eine gute Nachricht. Die schlechte lautet, dass wir manchmal gar nichts tun können. Zum Beispiel wenn wir eine genetische Veranlagung in uns tragen, die eine psychische Störung fördert. Wir können auch nichts daran ändern, wenn etwaige Schicksalsschläge unsere Psyche belasten und schließlich zu einer Erkrankung führen.[30] Auf der anderen Seite gibt es aber durchaus eine ganze Reihe von Tipps und Hinweisen, die dabei helfen, die Psyche gesund zu erhalten. Viele dieser Tipps erscheinen auf den ersten Blick sehr einfach und fast schon selbstverständlich – nur werden sie nicht zuletzt aus ebendiesen Gründen häufig vernachlässigt.

Gerade in der Pflege ist es so, dass man wie selbstverständlich mit Faktoren lebt, die eine psychische Erkrankung begünstigen. Dazu zählen etwa der Schlafmangel oder auch die Schlafstörungen, die gerade durch die Schichtarbeit und den Wechsel von Früh- auf Spätschicht gefördert werden. Auch die typisch hohe Arbeitsbelastung ist ein Risikofaktor, denn sie verursacht Stress, der sich erst einmal körperlich in Form von Kopf- oder Rückenschmerzen äußert, dann aber eben auch auf die Psyche schlägt.

Genau in solchen Fällen gibt es aber ein paar Tricks, die uns helfen, psychisch gesund zu bleiben.

Achtsamkeit bedeutet, dass wir etwa die beruflichen Scheuklappen abnehmen und wieder den vermeintlich kleinen Dingen des Lebens Beachtung schenken, die eben in Wirklichkeit gar nicht klein, banal oder nebensächlich sind. Und das kann helfen. Einfach mal in der Natur spazieren gehen und die Umgebung bewusst beachten und genießen. Oder einen Hund oder eine Katze streicheln und sich über die Anwesenheit des Tieres freuen. All das hilft dabei, den Stress einen Moment abzustreifen, den Gedanken und Gefühlen Raum zu geben.

Der nächste Tipp geht in eine ähnliche Richtung. Stress lässt sich im Alltag nur schwer ausblenden. Etwa wenn auf der Station viel zu tun ist, gleichzeitig vielleicht noch das eigene Kind erkrankt und wir mal wieder nicht wissen, was wir zuerst und zuletzt tun sollen. Doch so unvermeidlich der Stress auch erscheinen mag: Es gibt durchaus hilfreiche Anti-Stress-Maßnahmen, die dann am Ende eben helfen, einer psychischen Erkrankung vorzubeugen. Bei diesen Maßnahmen wiederum stehen immer Entspannung und Achtsamkeit im Fokus – das gilt für Atemübungen, Yoga oder auch die Meditation mithilfe einer App auf unserem Handy.[31]

Weiter geht es mit einem Tipp, der so naheliegend erscheint und dann im stressigen Alltag doch häufig wieder beiseitegeschoben wird: Hobbys können eine große Hilfe beim Erhalt der psychischen Gesundheit darstellen. Integrieren wir ein Hobby in unseren Alltag, sinkt damit die Gefahr einer seelischen Erkrankung. Um welches Hobby es sich dabei handelt, ist fast schon egal. Es kann das Kochen, das Malen, das Stricken sein, es kann sich aber auch um eine sportliche Betätigung handeln. Als besonders hilfreich gilt es, wenn mehrere solcher Aktivitäten in den Alltag integriert werden – etwa ein kreatives Hobby in Kombination mit einer sportlichen Aktivität.

Gerade der Sport aber ist nicht einfach ein Hobby. Denn die körperliche beziehungsweise physische Aktivität führt zu Veränderungen in unserem Gehirn, die sich wiederum positiv auf unsere psychische Gesundheit auswirken. Und natürlich trainiert der Sport unseren Körper, der wiederum in gestärkter Form unser Wohlbefinden und häufig auch unser Selbstvertrauen verbessert, weil wir nachweislich etwas geleistet haben. Genau deswegen gelten sportliche Aktivitäten als sehr hilfreich bei Vorbeugung und Bekämpfung von Depressionen.

Und da wir ja schon davon gesprochen haben, dass etwa der Spaziergang in der Natur uns hilft, können wir dieses Thema noch etwas ausweiten. Denn ein guter Tipp in Zusammenhang mit der Vorbeugung psychischer Erkrankungen ist auch der, das gewohnte Umfeld einfach mal eine Weile hinter sich zu lassen. Soll heißen: Im Urlaub nicht erschöpft zu Hause aufs Sofa sinken, sondern hinausgehen, mehr von der Welt kennenlernen. Gerade das Reisen ist meist verbunden mit Glücksmomenten, von denen wir dann noch eine Weile zehren können. Beim Reisen lernen wir außerdem vielleicht fremde Sprachen, was wiederum das Selbstvertrauen stärkt, wir lernen neue Menschen kennen, können neue soziale Kontakte aufbauen. Dass wir all das erleben, hilft dann zudem noch dabei, die täglichen und belastenden Gedanken für eine Weile zu vergessen, was ebenfalls der Psyche guttut.

Weil es irgendwann aber doch wieder zurückgeht zur Arbeit, sollte man auch hier eben darauf achten, dass die Psyche möglichst wenig belastet wird. Grundsätzlich gilt nämlich auch ein erfülltes Berufsleben als wichtiger Faktor bei der Vorbeugung psychischer Erkrankungen. Zu diesem Gefühl des Erfülltseins führt nicht zuletzt die Bestätigung durch die Kollegen und die Vorgesetzten, außerdem sollte natürlich die Arbeit selbst dem Menschen das Gefühl geben, etwas Wichtiges, etwas Gutes und natürlich etwas Interessantes zu tun.

Das alles sind sehr einfache Tipps, die sich in der Regel gut in den Alltag integrieren lassen. Wem sie jedoch immer noch zu aufwendig erscheinen, der sollte vielleicht wenigstens zwei weitere hilfreiche Hinweise beachten: Eine gesunde Ernährung mit ausreichend Nährstoffen und Vitaminen hilft der Psyche ebenfalls. Eine ausgewogene Ernährung mit Obst, Gemüse, Hülsenfrüchten und Nüssen kann das Risiko, an einer Depression zu erkranken, senken.

Und dann als allerletzter Punkt: Ein funktionierendes soziales Netzwerk in Verbindung etwa mit anregenden Gesprächen unter Freunden oder Verwandten unterstützt ebenfalls beim Erhalt der psychischen Gesundheit.

Wer zumindest einen Teil der genannten Tipps und Hinweise beachtet, hat eine gute Chance, psychische Erkrankungen zu vermeiden. Hundertprozentige Sicherheit gibt es natürlich nicht.

DAS LEID DER KINDER: PSYCHISCHE BELASTUNG AUF DEN VERSCHIEDENEN STATIONEN

Geht es um die psychische Belastung von Pflegekräften, dann kann man auch die Frage stellen, ob die mit dem jeweiligen Einsatz in Zusammenhang steht. Ob zum Beispiel der Einsatz auf einer Kinderstation stärker an der Psyche nagt als der in der Notaufnahme oder der Geriatrie. Und ob die Psychiatrie die eigene Psyche vielleicht mehr belastet als etwa eine Krebsstation – oder umgekehrt.

Ich selbst bin nach meiner Ausbildung erst einmal in die Kindernotaufnahme gegangen und habe von dort auf die Kinder-Intensivstation gewechselt. Für mich war alles, was mit Kindern zu tun hat, immer deutlich emotionaler und dadurch auch belastender.

Auf der Intensivstation für Kinder hatten wir zum Beispiel Frühchen, wir hatten Säuglinge. Ich habe schnell gemerkt, dass mich die Betreuung eines Frühchens oder eines schwer kranken Kindes viel mehr mitgenommen hat als die eines älteren Menschen. Tatsächlich denke ich, dass es den allermeisten Pflegekräften so geht.

Auf der Kinder-Intensivstation kam es auch immer wieder zu Personalmangel, sodass Pflegekräfte von den Erwachsenen-Intensivstationen einspringen mussten. Die haben immer eine Einweisung, eine Einarbeitung bekommen. Trotzdem haben sich rund neunzig Prozent der Kollegen von der Erwachsenen-Intensivstation geweigert, so einen Einsatz zu übernehmen, weil sie überzeugt waren, die Kinder-Intensivstation psychisch nicht ertragen zu können. Sie hatten einfach Angst, dass sie direkt zusammenbrechen würden, wenn sie das Leid dieser Kinder sehen müssten.

Die Kollegen, die tatsächlich zu uns kamen, waren dann schockiert, wie schlimm schon Kinder erkrankt sein können. Oder sie konnten es nur schwer aushalten, zum Beispiel bei einem Kind einen Verbandswechsel vornehmen zu müssen, das dabei vor Schmerzen schrie wie am Spieß.

Erschwert wird das alles noch durch die Eltern, die am Bett ihres Kindes sitzen und gar nicht fassen können, was gerade geschieht. Und natürlich weinen auch die Eltern, genau wie es die Kinder tun. All das führt für die Pflegekräfte zu einer nochmals deutlich stärkeren psychischen Belastung.

Ich habe später auch auf einer Intensivstation für Erwachsene gearbeitet. Wenn ich mich dort um einen Patienten kümmerte, der einen schweren Unfall gehabt hatte oder todkrank war, hat mir das natürlich auch leidgetan. Trotzdem war es immer noch etwas anderes als das, was ich auf der Intensivstation für Kinder erlebt hatte.

Doch nicht nur die Arbeit mit Kindern kann besonders belastend sein, sondern es kommt grundsätzlich darauf an, welchen Bezug man zu den jeweiligen Patienten hat. Es gibt zum Beispiel Patienten, die mich an Personen aus meinem privaten Umfeld erinnern, etwa an meine Eltern. Das führt dann dazu, dass mich das Schicksal dieser Patienten noch einmal vollkommen anders berührt als das von jemandem, zu dem ich diese Verbindung nicht herstelle.

Auf der anderen Seite gibt es auch die sehr alten Patienten, bei denen man sich manchmal denkt, es wäre vielleicht sogar gut, wenn dieser Mensch gehen dürfte; wenn er von all den Krankheiten erlöst wäre, die ihm ständig zusetzen. Das ist dann ebenfalls psychisch deutlich weniger belastend als die Arbeit mit Kindern.

Wobei das Alter allein nicht der ausschlaggebende Punkt ist. So kann es durchaus vorkommen, dass man auf einer geriatrischen Station mit sehr alten Patienten zu tun hat, die meist unter Demenz leiden. Arbeitet man dort länger, stellt man zwangsläufig Verbindungen zu einzelnen Patienten her und findet sie vielleicht menschlich sehr angenehm.

Einmal kam etwa ein solcher Patient auf den Flur, sah mich an und rief nach Matthias. Zuerst fragte ich mich, wer denn dieser Matthias ist, bis mir klar wurde, dass er mich eben für seinen Neffen Matthias gehalten hatte. Ich fand das auf eine schwer erklärliche Weise sehr süß.

Auch solche Patienten wachsen einem dann doch ans Herz. Und es schmerzt, wenn man mit ansehen muss, wie dieser Mensch im Laufe seines Klinikaufenthaltes immer kränker wird und schließlich stirbt. So etwas ist ebenfalls psychisch sehr belastend, weil man eben eine Verbindung zu einem Menschen aufgebaut hat, der dann plötzlich einfach nicht mehr da ist. Weil man das Gefühl hat, dass das einfach ungerecht ist. Aber es ist eben noch deutlich ungerechter, wenn es sich um Kinder handelt.

Noch einmal einen anderen Fall stellt die Arbeit in der Notaufnahme dar. Dort findet sich kaum Zeit, einen Bezug zu einem Patienten herzustellen. In der Notaufnahme ist man Ersthelfer, man begegnet dem Patienten zum Beispiel nach einem Verkehrsunfall in einem Moment, in dem er in schlimmster Verfassung ist. Das ist ebenfalls psychisch belastend. Denn später auf der Intensivstation sind die Wunden bereits verbunden, dem Patienten wurde schon einmal geholfen. Er ist vielleicht intubiert und liegt im Koma, und er schreit auch nicht mehr vor Schmerzen.

Wobei ich an dieser Stelle wieder merke, dass sich manches von dem, was ich sage beziehungsweise fühle, für manche Leser widersprüchlich anhören mag. In der Realität ist es nämlich tatsächlich so, dass ich das Thema, abgesehen von den Kindern, gar nicht so verallgemeinern kann. Bei der Frage, wie sehr mich eine Situation belastet, kommt es vielmehr immer auf den Einzelfall, also auf den jeweiligen Menschen an.

EPILOG

Zum Ende des Buches möchte ich noch einmal einer Reihe von Kollegen und Kolleginnen Gelegenheit geben, etwas zu den psychischen Belastungen und der Situation in der Pflege allgemein zu sagen. Denn das ergibt meiner Meinung nach ein viel genaueres Bild der Lage, als wenn nur ich von meinen Erfahrungen berichte. Einmal mehr habe ich zu diesem Zweck eine Onlineumfrage gestartet – die Antworten, die ich erhielt, waren teilweise wirklich erschreckend. Wie schon zuvor wurden die Namen geändert.

Rosi M. etwa schrieb:

„Ich bin im vergangenen Jahr einmal mehr meinem Kampf gegen die Depression erlegen. Was bei den Kollegen auf wenig Verständnis stieß. Die waren nämlich der Meinung, mit meiner Krankmeldung hätte ich meinen Urlaub schlicht um vier Wochen verlängert und mir einen Lenz gemacht. Weil ich einfach ein Kollegenschwein sei und auf andere keine Rücksicht nähme. Dass ich selbst aber wie blöde gegen meine Depression gekämpft habe und fast stationär behandelt werden musste, das war egal. Eine Kollegin hat mir zusätzlich noch ins Gesicht gesagt, dass das genau so gemeint war, wie es gesagt wurde."

Das ist für mich ein weiterer Beweis dafür, dass eine Krankmeldung wegen einer psychischen Belastung oder gar Erkrankung bis heute nicht ernst genommen wird. Stattdessen wird man dargestellt, als wäre man zu faul und würde die Kollegen einfach hängen lassen.

Eine weitere Rückmeldung kam von Vanessa:

„Meine beste Freundin ist Krankenschwester und hatte mit nur sechsundzwanzig Jahren einen Burn-out. Auch nach mittlerweile zwei Jahren ist sie noch immer nicht die Alte. Es gibt immer wieder Momente und Phasen, in denen sie sehr zu kämpfen hat. Grundsätzlich habe ich es in meinen mittlerweile zehn Berufsjahren immer wieder erlebt, dass Kollegen psychisch erkrankten. Auch ich habe schon Anzeichen eines Burn-outs an mir bemerkt, bin zum Glück aber nicht wirklich reingerutscht. Dennoch ist es traurig zu sehen, wie ein so wichtiger Beruf immer wieder Menschen zerstört."

Nicole schrieb mir, dass sie in der Psychiatrie arbeite. So viele Übergriffe auf Pflegekräfte wie in der jüngsten Vergangenheit habe sie zuvor noch nie erlebt:

„Inzwischen habe ich selber große Angst vor den Nachtdiensten, weil ich ja all die Fälle kenne, in denen Kolleginnen von Patienten schwer verletzt wurden. Eine Kollegin von mir wurde erst kürzlich so lange von einem Patienten gewürgt, bis sie schon blau angelaufen war. Eine andere Kollegin wurde von einem Patienten mehrfach mit dem Kopf auf einen Tisch gestoßen."

Trotzdem, schreibt Nicole, liebe sie ihren Job, sie habe aber teilweise das Gefühl, als wären sie und ihre Kolleginnen Freiwild für die Patienten.

„Mir wird nahezu täglich damit gedroht, mich umzubringen. Hinzu kommen verbal sexualisierte Übergriffe."

Wozu ich noch anmerken möchte: Inzwischen wird auch in den Psychiatrien immer mehr Personal eingespart. Hinzu kommt, dass es meist keine Sicherheitsdienste gibt. Es ist dann nicht verwunderlich, dass die Kollegen und Kolleginnen selbst irgendwann psychisch krank werden, wenn sie in der ständigen Angst vor Übergriffen oder gar Mordversuchen ihrer Arbeit nachgehen müssen.

Louise wiederum schrieb:

„Wir sind einfach alle am Limit. Es ist unfassbar, wie dünn die Besetzung geworden ist. Es gibt diejenigen, die sich mit psychischen Erkrankungen krankschreiben lassen – und die schließlich dann das gesamte Team in einem Ausnahmezustand hinterlassen. Es fehlt einfach an allem. Es fehlt an Personal, es fehlt an Medikamenten. Es fehlt an Empathie, es fehlt an Ärzten, die ihre Patienten fair behandeln. Und dann ist da draußen auch noch der Rest der Welt, mit dem man ebenfalls fertigwerden muss. Es ist einfach so unfassbar viel geworden. Trotzdem halten immer noch so viele von uns allem stand oder versuchen es zumindest. Aber wenn sich nicht bald etwas ändert oder wenn noch mehr Nachwuchs wegfällt, dann bricht alles irgendwann zusammen."

Lisa M. erlebt es immer häufiger, dass Menschen aus ihrem persönlichen Umfeld psychisch leiden. Sie habe selbst schon Kollegen aus der Pflege in der Psychiatrie stationär betreut, nachdem sie Panikattacken hatten.

„Es nimmt leider immer mehr zu, und ich frage mich, warum. Denn eigentlich hatten die Menschen ja früher auch viel Stress und standen unter Druck. Sind wir heute einfach weicher, als es die Menschen früher waren? Liegt es an den sozialen Medien? Es muss nicht einmal etwas wirklich Schlimmes vorgefallen sein, und trotzdem fühlt man sich schlecht. Wir haben vielleicht verlernt, mit dem zufrieden zu sein, was wir haben. Wir wollen immer mehr und machen am Ende nur uns selbst damit kaputt."

Was Lisa hier anschneidet, ist sicher ein interessanter Ansatz. Ich persönlich vermute, dass es eben nicht zuletzt damit zu tun hat, dass wir inzwischen doch deutlich offener mit der Thematik umgehen und dass auch Ärzte inzwischen häufiger überhaupt einmal eine psychische Erkrankung in Erwägung ziehen beziehungsweise diagnostizieren. Früher wurden solche Themen einfach komplett ignoriert. Die Menschen sagten sich, dass es ihnen gerade nicht gut gehe, dass das aber auch wieder vergehen werde. Heute aber wissen wir eben mehr, und wir sagen uns nicht nur, dass es uns schlecht geht, sondern wir fragen uns dann eben auch, ob es sich um eine psychische Erkrankung handelt.

Elli berichtet davon, dass auf ihrer Station beziehungsweise in der Klink die Fälle von psychischen Erkrankungen erkennbar zugenommen haben. Größtenteils handele es sich um kürzere Ausfälle von Kollegen über wenige Wochen. Die Kollegen hätten durch ihre psychischen Probleme dann auch körperliche Symptome wie Magenbeschwerden bekommen.

„Es gibt aber auch eine Kollegin, die inzwischen schon länger als ein Jahr fehlt. Bei ihr fing alles damit an, dass sie immer und überall für andere eingesprungen ist. Am Ende dann war sie komplett überlastet, und man diagnostizierte bei ihr einen Burn-out. Nun ist sie in stationärer Behandlung, leidet außerdem unter Depressionen. Wie es aussieht, wird diese Behandlung noch eine ganze Weile andauern."

Inge schreibt:

„Mein Kollege ist während des Dienstes erst mit dem Messer auf mich losgegangen und hat dann wirres Zeug geredet. Einen Tag später fand ich ihn auf der Station, nachdem er weinend zusammengebrochen war. Ich musste ihn einweisen lassen – dort blieb er dann auch eine Weile stationär."

Dagmar J. berichtet von einer ihrer Freundinnen, die sich totgetrunken hat, weil ihr alles zu viel geworden war:

„Auch an mir merke ich, dass ich wirklich eine Pause benötige. Ich bin alleinerziehend mit zwei Kindern und habe zudem noch Dauernachtwache. Und ständig ist dann auch noch irgendwas auf der Arbeit. Wenn ich dann tatsächlich mal freihabe, gibt es natürlich doch wieder eine Einweisung oder eine Teamsitzung. Meine vierjährige Tochter hat mich heute schon gefragt, ob ich auf der Arbeit wohne und ob da eigentlich noch andere Menschen arbeiten. Eigentlich ist es traurig, dass wir ja diejenigen sind, die anderen helfen, dabei aber so wenig auf uns selbst und unsere Gesundheit achten."

Meine eigene Ausbildung ist inzwischen schon einige Jahre her. Doch selbst damals, als ich in der Psychiatrie gearbeitet habe, waren wir nachts häufig nur zu zweit auf der Station. Wobei wir es mit Patienten zu tun hatten, die suizidal oder selbstgefährdend waren, und in solchen Fällen eigentlich Eins-zu-eins-Betreuung gewährleistet sein sollte. Stattdessen wurden die Patienten einfach fixiert – also gefesselt – und sich selbst überlassen. Oder es wurden eben Pflegeschüler eingesetzt, die mit der Situation nicht selten vollkommen überfordert waren.

Ich denke in dem Zusammenhang an eine Praktikantin, die ein vierzehnjähriges Mädchen zu betreuen hatte. Diese Vierzehnjährige wiederum war in die Psychiatrie gekommen, weil sie bereits mehrfach versucht hatte, sich das Leben zu nehmen. Sie war inzwischen auch in der Klinik bekannt dafür, dass sie immer noch und immer wieder einen Weg fand, einen Suizid zu versuchen.

Für die junge Kollegin bedeutete das nun, dass sie die Patientin auf wirklich allen Wegen zu begleiten hatte, um das Schlimmste zu verhindern. Sie musste mit ihr in die Dusche gehen, sie musste sie sogar auf die Toilette begleiten. Trotzdem fand die Patientin weiter Wege, schlug mit dem Kopf gegen die Wände oder verschluckte irgendetwas. Es ist ein Unding, die Betreuung einer solchen Patientin in die Hände einer Praktikantin zu geben.

Diese Praktikantin war von alldem völlig überfordert und gegen Ende ihres Praktikums vollkommen geschafft und kaputt. Sie ist ständig in Tränen ausgebrochen und hat dann, wenig überraschend, auch den Beschluss gefasst, in dem Beruf nicht weiterzumachen. Wie man sie als Praktikantin behandelt hat, war am Ende also entscheidend dafür, dass eine potenzielle künftige Pflegekraft von vornherein aus dem Beruf vergrault wurde.

Ich denke, das sagt zum Schluss dieses Buches dann noch einmal sehr viel darüber aus, wie mit Pflegekräften und deren Psyche umgegangen wird. Und wie dieses Verhalten letztlich dem gesamten Gesundheitssystem schadet.

EIN WORT GANZ ZUM SCHLUSS

Gerade in den letzten Monaten, als ich dieses Buch geschrieben habe, war wieder einmal klar, wie schnell das Leben aus dem Ruder geraten kann. Ich habe meinen besten Freund verloren, er ist plötzlich von uns gegangen, und das hat mich in ein großes Loch fallen lassen.

Während gesunde Menschen rational denken und ihrer Arbeit nachgehen konnten, war ich wie gefangen in mir selbst. Das hat natürlich einmal den Grund, dass er mein bester Freund war und ich eben ein Mensch mit ausgeprägten Gefühlen bin, aber auch den Grund, dass ich wegen der Depression sehr schnell wieder rückfällig werde. Die Depression wartet gefühlt nur darauf, dich wieder runterzuziehen. Ich hatte extreme Kopfschmerzen, ich war sehr müde, konnte mich kaum bewegen und hatte Bauchschmerzen. Ich hatte extrem negative Gedanken, dass ich nicht mehr leben möchte. Ich habe nicht verstanden, wieso ausgerechnet mir so etwas passieren musste, und merkte dann, es kann jedem passieren. Ich war tagelang einfach in meinem Bett und hatte nur noch die Kraft, mit meinen Hunden spazieren zu gehen, weil ich musste. In den ersten Tagen blieb ich bei meinen Eltern, aber ich wollte dann auch einfach nach Hause und für mich allein sein.

Ich habe versucht, Hilfe zu suchen, aber jeder Anruf enttäuschte mich einmal mehr. Es hieß, es gebe keine Therapieplätze, wie immer. Es schien auch niemanden, mit dem ich sprach, zu interessieren, was mit mir passierte. So ergeht es vielen mit Depressionen. Ich habe daraufhin auch Storys bei Instagram gemacht und ganz viele Nachrichten dazu erhalten. Es warten so viele monatelang auf Therapie. Auch fühlen sich viele nicht ernst genommen und allein gelassen mit ihren Problemen, und das bemerkte ich jetzt auch mehr denn je.

Doch was ich auch gemerkt habe: Ich bin nicht allein. In den letzten Jahren habe ich Freunde gefunden, die für mich da sind, die versuchen, mich aus meinem Loch zu holen. Vor ein paar Tagen stand plötzlich ein Freund vor meiner Tür und sagte, ich soll rauskommen. Er war extra unangemeldet gekommen, weil er wusste, wenn er mich fragen würde, ob ich rauskomme, würde ich wie immer zurzeit einfach Nein sagen.

Meine Freunde haben mir jeden Tag geschrieben und sich nach mir erkundigt, genau wie meine Familie. Man ist nicht allein, auch wenn man sich mit der Erkrankung so fühlt. Man wird geliebt. Dass muss man sich in diesen Tagen immer wieder bewusst machen.

Mein bester Freund Daniel war in diesen Momenten, wenn es mir schlecht geht, auch immer für mich da. Ich konnte mit ihm über alles sprechen, und er hat mich immer gepusht, mich angefeuert, mich motiviert, weiterzumachen. Ich möchte ihm zuliebe weitermachen. Es war sehr schwer, nach seinem Tod wieder lustige Videos zu drehen und allgemein auf Social Media aktiv zu sein. Doch ich darf nicht vergessen, dass er nicht gewollt hätte, dass ich wegen diesem Ereignis aufhöre.

Mit diesem Buch habe ich nun sehr viel Privates von mir preisgegeben, aber auch über ganz viele andere Menschen gesprochen, denen es ähnlich ergeht. Ich wünsche mir natürlich, dass es etwas bewirkt und es nicht umsonst war, dass ich sehr oft beim Schreiben mit den Tränen kämpfen musste. Und vor allem wünsche ich mir, dass Menschen mit psychischen Erkrankungen endlich mehr Hilfe und vor allem mehr Verständnis entgegengebracht wird.

ANHANG

ERSTE HILFE BEI PSYCHISCHEN ERKRANKUNGEN – EIN WEGWEISER

In diesem Buch wurde viel über psychische Erkrankungen und auch die Erfahrungen mit solchen Erkrankungen gesprochen. Wer nun aber überlegt, was denn die ersten Schritte sind, wenn man sich fragt, ob man vielleicht unter einer solchen Erkrankung leidet, findet hier noch ein paar wichtige Zusatzinformationen.

Online-Selbsttest

Psychenet ist eine Initiative der Deutschen Gesellschaft für Psychiatrie und Psychotherapie, Psychosomatik und Naturheilkunde (dgppn) sowie des Universitätsklinikums Hamburg Eppendorf (UKE). Hier werden unter anderem Onlinetests zu verschiedenen psychischen Erkrankungen bereitgestellt – das gilt für Angststörungen ebenso wie für Essstörungen oder Depressionen. Diese Tests sollen helfen, eine erste Einschätzung der persönlichen Situation vorzunehmen, sie ersetzen aber ausdrücklich keine fachliche Diagnose. Diese erhalten Betroffene bei einem Haus- oder Facharzt beziehungsweise einem Psychologen. Die Tests finden sich unter

https://www.psychenet.de/de/selbsttests.html

Anlaufstellen für Erwachsene

Wer sich in einer akuten Krisensituation befindet und binnen weniger Tage Hilfe benötigt, kann auf verschiedene Angebote zurückgreifen.

Sozialpsychiatrische Dienste gibt es in allen Bundesländern. Hier wird erwachsenen Personen kostenlose Beratung bei seelischen Problemen und psychischen Erkrankungen angeboten. Die Angebote unterscheiden sich jedoch je nach

Bundesland. Nördlich der Mainlinie sind die Dienste an die Gesundheitsämter angegliedert, in Baden-Württemberg und Bayern wiederum finden sich die Dienste in der Trägerschaft der freien Wohlfahrtspflege.

Psychosoziale Kontakt- und Beratungsstellen

Das Angebot dieser Dienste ist ebenfalls kostenlos. Hier gibt es Beratung im Krisenfall, eine offene Sprechstunde sowie Gruppenangebote. Die Kontakt- und Beratungsstellen sind jedoch kein bundesweites Angebot, sondern man findet sie vor allem in Großstädten wie Berlin oder Hamburg.

Psychiatrische und psychosomatische Ambulanzen

Die Psychiatrische Institutsambulanz (PIA) findet sich in einer psychiatrischen Klinik oder auch in einem Krankenhaus mit einer psychiatrischen Abteilung und stellt dort das ambulante Behandlungsangebot dar. Wer das Angebot wahrnehmen will, findet die Ambulanzen, indem er oder sie sich nach entsprechenden Kliniken in der Nähe erkundigt.

Beratungsstellen

Beratungsstellen bieten Unterstützung zu verschiedensten Themen an. In Zusammenhang mit psychischen Erkrankungen interessant sind unter anderem Beratungsstellen, die sich Themen wie Suchtberatung oder auch Essstörungen widmen. Adressen und Kontaktinformationen lassen sich recht einfach über Internetsuchmaschinen ausfindig machen.

Fachärzte und Psychotherapeuten

Wer nach dem Sichten erster Informationen über eine psychische Erkrankung glaubt, Hilfe von einem Arzt zu benötigen, findet online diverse Hilfen für die Suche.

Geht es um einen Psychologen, dann hilft der Suchdienst der Psychotherapeutenkammer unter der Adresse:

https://www.bptk.de/patient-innen/#psychotherapeutensuche.

Die Arztsuche der kassenärztliche Bundesvereinigung (KBV) hilft bei der bundesweiten Suche nach einem Facharzt unter der Adresse:

https://www.kbv.de/html/arztsuche.php.

Erste Hilfe bei Depressionen

Ein besonders umfangreiches Angebot zur Ersten Hilfe bei Depressionen hat die Stiftung Deutsche Depressionshilfe und Suizidprävention zusammengestellt.[32]

Hingewiesen wird vor diesem Hintergrund jedoch auf den Umstand, dass bei einer Depression oder auch schon dem Verdacht auf eine Depression das Gespräch mit Ärzten oder Psychotherapeuten unerlässlich ist. In Notfällen oder etwa bei konkreten Suizidabsichten sollten Patienten den Notruf 112 wählen oder sich direkt an eine psychiatrische Klinik wenden. Auch auf die Unterstützung durch die Sozialpsychiatrischen Dienste wird hingewiesen.

Ergänzend werden jedoch noch diverse weitere Hilfsangebote aufgelistet:

Bei Fragen zu der Erkrankung Depression oder nach konkreten ersten Hilfsangeboten gibt es Unterstützung durch das Info-Telefon Depression unter der Rufnummer 0800/33 44 533.

Wer sich mit Betroffenen austauschen oder Kontakt im Internet sucht, kann das unter anderem über das Onlineforum Depression unter www.diskussionsforum-depression.de tun.

Expertenvideos zum Thema Depression finden sich auf der Webseite des Film- und Medienprojekts der Depressionshilfe unter www.die-mitte-der-nacht.de.

Selbsthilfegruppen gibt es in jeder größeren Stadt. Sie sind außerdem in der Regel offene und anonyme Treffpunkte, zu denen Betroffene ohne Vorbedingungen hinzustoßen können.

Die Nationale Kontakt- und Informationsstelle zur Anregung und Unterstützung von Selbsthilfegruppen (NAKOS) hilft online unter www.nakos.de bei der Suche nach einer solchen Gruppe.

Die Stiftung Deutsche Depressionshilfe hat ein kostenfreies Online-Selbstmanagementprogramm bereitgestellt. Es beinhaltet sechs Workshops, die Betroffenen hilfreiche Techniken für den Umgang mit der Depression vermitteln. Zu finden ist das sogenannte iFightDepression-Tool auf der Homepage der Stiftung über den Reiter „Digitale Angebote und Selbstmanagement". iFightDepression richtet sich an Erwachsene und Jugendliche ab fünfzehn Jahren mit leichteren Depressionsformen.

Erste Hilfe für Angehörige von depressiven Menschen

Dass Menschen mit einer psychischen Erkrankung und vor allem auch Menschen mit einer Depression Hilfe benötigen, sollte inzwischen klar sein. Doch diese Menschen haben meist auch Angehörige, die Hilfe suchen, weil sie etwa unsicher sind, wie sie mit der erkrankten Person umgehen sollen. Denn eine Depression führt nicht selten dazu, dass sich eine Person deutlich verändert. Beispielsweise ist ein einst lebenslustiger Partner plötzlich hoffnungslos und zieht sich auch immer weiter zurück.

Die Stiftung Deutsche Depressionshilfe hat daher eine Reihe von Tipps und Hinweisen für Angehörige zusammengestellt:

Ist ein Mensch über längere Zeit hinweg depressiv, dann belastet dies natürlich auch dessen Angehörige. Für diese wiederum sei es daher wichtig, die Grenzen der eigenen Belastbarkeit zu erkennen und sich selbst sowie die eigenen Bedürfnisse nicht aus den Augen zu verlieren. Wichtig sei es in diesem Zusammenhang, den Kontakt zu Freunden aufrechtzuerhalten und mit den Freunden und Bekannten zudem ein Netzwerk zur Unterstützung aufzubauen.

Die Sozialpsychiatrischen Dienste sowie der Bundesverband der Angehörigen psychisch erkrankter Menschen

(BApK) bieten zudem Hilfe, Beratung und auch Betreuung für diese Angehörigen an.

Ein Online-Programm mit Übungen und Videos für Freunde und Angehörige psychisch erkrankter Menschen findet sich im Internet unter www.familiencoach-depression.de. Hier lernen Betroffene, mit Krisen umzugehen, ohne sich dabei jedoch selbst zu überfordern. Zu diesem Zweck zählt zu dem Programm etwa der Punkt „Selbstfürsorge“. Sollten die Belastungen allerdings zu stark werden, ist es auch für die Angehörigen ratsam, sich etwa an ihren Hausarzt zu wenden.

QUELLENNACHWEIS

1 https://www.spiegel.de/panorama/bayern-eurofighter-versetzt-pfau-in-panik-tier-bricht-sich-bei-der-flucht-ein-bein-a-eab591e5-bdd3-4dcf-8586-6b7130b488c9 [zuletzt abgerufen am 5.6.2024]

2 https://www.valmedi.de/blog/117-pflegekraefte-und-psychische-erkrankungen [zuletzt abgerufen am 5.6.2024]

3 Name geändert

4 Name geändert

5 Name geändert

6 Name geändert

7 Name geändert

8 https://www.bundesgesundheitsministerium.de/themen/praevention/betriebliche-gesundheitsfoerderung/gesundheit-und-wohlbefinden-am-arbeitsplatz [zuletzt abgerufen am 5.6.2024]

9 https://de.statista.com/statistik/daten/studie/14035/umfrage/europaeische-union-bevoelkerung-einwohner/ [zuletzt abgerufen am 5.6.2024]

10 https://www.diw.de/de/diw_01.c.881951.de/publikationen/wochenberichte/2023_40_2/die_psychische_gesundheit_in_deutschland_hat_sich_aehnlich_wie_die_wirtschaft_entwickelt__interview.html [zuletzt abgerufen am 5.6.2024]

11 https://www.deutsche-depressionshilfe.de/depression-infos-und-hilfe/was-ist-eine-depression [zuletzt abgerufen am 5.6.2024]

12 https://www.stiftung-gesundheitswissen.de/wissen/depression/hintergrund#:~:text=Eine%20Depression%20ist%20eine%20krankhafte,das%20%C3%BCber%20einen%20langen%20Zeitraum.

[zuletzt abgerufen am 5.6.2024]

13 https://www.aok.de/pk/magazin/koerper-psyche/psychologie/burnout-so-merken-sie-ob-sie-betroffen-sind/ [zuletzt abgerufen am 25.6.2024]

14 https://www.koerper-psychotherapie.at/burnout-12stufen.pdf [zuletzt abgerufen am 25.6.2024]

15 https://www.ukv.de/content/service/gesundheit-aktuell/burnout-im-pflegefall/ [zuletzt abgerufen am 25.6.2024]

16 https://www.aok.de/pk/magazin/koerper-psyche/psychologie/angst-oder-angststoerung-wo-liegt-der-unterschied/ [zuletzt abgerufen am 5.6.2024]

17 https://www.aok.de/pk/magazin/koerper-psyche/psychologie/angst-oder-angststoerung-wo-liegt-der-unterschied/ [zuletzt abgerufen am 25.6.2024]

18 https://www.malteser.de/aware/hilfreich/was-tun-bei-panikattacken.html [zuletzt abgerufen am 5.6.2024]

19 https://www.bzga-essstoerungen.de/was-sind-essstoerungen/arten/magersucht/ [zuletzt abgerufen am 5.6.2024]

20 https://www.bzga-essstoerungen.de/was-sind-essstoerungen/arten/bulimie/ [zuletzt abgerufen am 5.6.2024]

21 https://www.bzga-essstoerungen.de/was-sind-essstoerungen/arten/binge-eating-stoerung/ [zuletzt abgerufen am 5.6.2024]

22 https://www.pflegenot-deutschland.de/ct/pflegeausbildung-abbruchquote/ [zuletzt abgerufen am 5.6.2024]

23 https://www.tk.de/presse/themen/pflege/pflegepolitik/zur-sache-masterplan-pflege-2056706 [zuletzt abgerufen am 25.6.2024]

24 https://www.mdr.de/nachrichten/deutschland/wirtschaft/pflegekraefte-statistik-100.html [zuletzt abgerufen am 5.6.2024]

25 Name geändert

26 https://www.destatis.de/DE/Presse/Pressemitteilungen/2021/12/PD21_N068_2313.html [zuletzt abgerufen am 5.6.2024]

27 Name geändert

28 Name geändert

29 https://www.aerzteblatt.de/nachrichten/146049/Noch-viel-zu-tun-bei-der-Praevention-psychischer-Erkrankungen [zuletzt abgerufen am 5.6.2024]

30 https://www.hannoversche.de/wissenswert/psychische-erkrankungen-vorbeugen [zuletzt abgerufen am 5.6.2024]

31 https://www.hannoversche.de/wissenswert/psychische-erkrankungen-vorbeugen [zuletzt abgerufen am 5.6.2024]

32 https://www.deutsche-depressionshilfe.de/start?gad_source=1&gclid=EAIaIQobChMI0cqDvrf2hgMVVoKDBx2iIg1fEAAYASAAEgI5_vD_BwE [zuletzt abgerufen am 25.6.2024]

UNSERE BUCH-EMPFEHLUNGEN

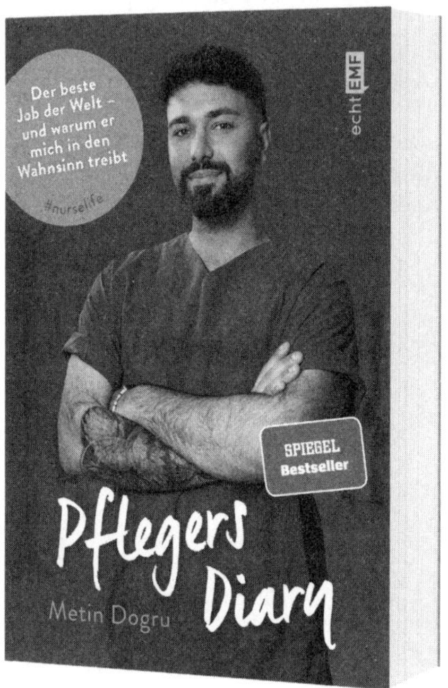

PFLEGERS DIARY

Der beste Job der Welt – und warum er mich in den Wahnsinn treibt | Der Medfluencer @metinlevindogru über die Zustände in unseren Krankenhäusern

ISBN 978-3-7459-1938-7

€ 16,00 (D) / € 16,50 (A)

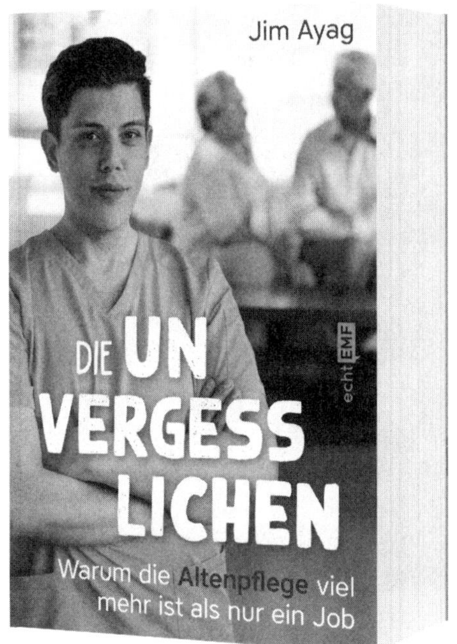

DIE UNVERGESSLICHEN

Warum die Altenpflege viel mehr ist als nur ein Job | Der Medfluencer @jimboy27 über Würde, Werte und Demenz

ISBN 978-3-7459-2325-4

€ 16,00 (D) / € 16,50 (A)

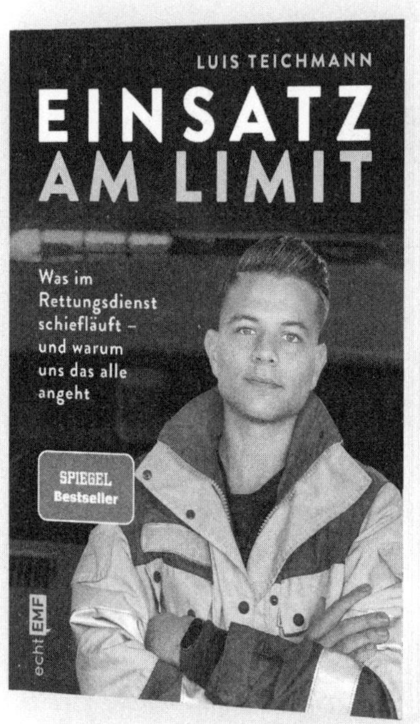

EINSATZ AM LIMIT

Was im Rettungsdienst schiefläuft –
und warum uns das alle angeht

ISBN 978-3-7459-1022-3

€ 16,00 (D) / € 16,50 (A)

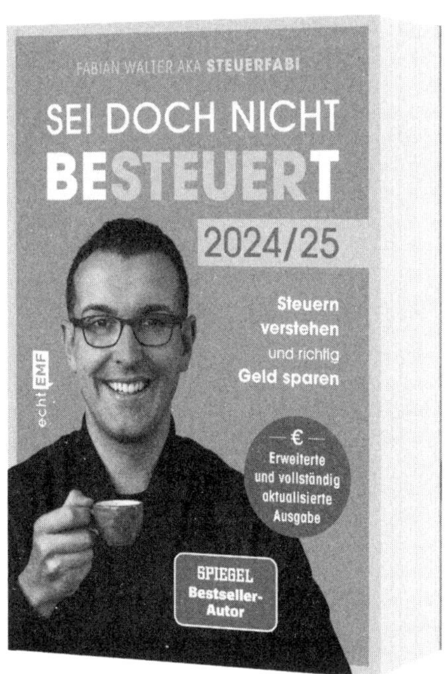

SEI DOCH NICHT BESTEUERT

Steuern verstehen und richtig Geld sparen | Erweiterte und vollständig aktualisierte Ausgabe | Für die Steuererklärung 2024

ISBN 978-3-7459-2495-4

€ 16,00 (D) / € 16,50 (A)